Seifenblase -
Die Geschichte meiner Magersucht

BÜCKEN
SULZER

Seifenblase –
Die Geschichte meiner Magersucht

von Hanna Kopke

BÜCKEN SULZER

2. überarbeitete Neuauflage

www.buecken-sulzer-verlag.de

Layout und Satz: Alexander Bücken
Covergestaltung: Sandra Fritsch
Coverfotos: Nick Meckel

Druck und Bindung
Print Group Sp. zo.o; Szczecin, Poland

978-3-947438-18-1 (Buchausgabe)
978-3-947438-26-6 (E-Book)

Für Mama, Papa und Lisa, weil ihr mein Fundament seid.

Für Marita, weil du mir den Mut gegeben hast dieses Buch, zu schreiben.

Für Ute, weil du die Einzige warst, die es verstanden hat.

Für die Menschen, die mich geliebt haben, obwohl sie es nicht verstehen konnten.

Inhaltsverzeichnis

Einleitung

Teil I Seite

Leben auf der Überholspur 10
Eiskalt 21

Phase I: das Hoch
Genugtuung 25
Unsere Gesellschaft 31

Phase II: das Tief
Der schlimmste Urlaub meines Lebens 42
Diagnose Magersucht 55
Schulfrei ohne Spaß 62
Spargel- oder Hühnersuppe? 79
Ich bin damit nicht alleine 89
Der verfluchte Blog 95
Schneekönigin 104

Phase III: am Ende
Die Seifenblase 115
Die absolute Isolierung 119
Der letzte Arztbesuch 122
Die Abschiedsparty 131

Teil II	Seite
Phase IV: Klinik:	
Gedankenfetzen	135
Der Opa auf der Bank	150
Die verändernde Gruppentherapie	155
Panik wegen einer Kugel Eis	161
Erinnerung an Leben	165
Ich bin wieder Hanna	171
Teil III	
Phase V: erstarkt	
Neu geboren	176
Rückkehr in ein Leben, das ich nicht mehr kenne.	178
Kartenhaus Familie	184
Loyalität	193
Geschwisterliebe	201
Das Leben mit der Krankheit	209
Schlusswort	221
Nachwort	227
Hilfsstellen für Menschen	229
Über mich	230

Einleitung

Was bewegt unser Leben wirklich? Wer bin ich? Wovor habe ich Angst? Wer möchte ich sein? Fragen, die ich mir bis zu meinem 16. Lebensjahr niemals gestellt habe. Wozu auch? Ich war Hanna, eines der beliebtesten Mädchen meiner Schule. Witzig, humorvoll und fröhlich, aus einem guten Elternhaus. Das nette Mädchen von nebenan. Überhäuft mit Verabredungen meiner „Freunde" und seit der Oberstufe auch endlich gut in der Schule. Was möchte man mehr? Ja, ich führte ein Leben wie aus dem Bilderbuch und ließ jeden, der es sich antun wollte, auf Facebook und anderen sozialen Medien daran teilhaben. Warum auch nicht? Ich war ekelhaft glücklich und das sollte doch jeder verflixt nochmal wissen. Ich hatte eine der besten Zeiten meines Lebens. Oder vielleicht doch nicht?

Das hier ist meine Geschichte. Meine lebensverändernde Geschichte.
Die Geschichte, die mich zu dem Menschen gemacht hat, der ich heute bin und sein möchte.

Eine Geschichte über Kontrolle, Gesellschaft, Zwänge, Selbsthass, Sucht und Depressionen. Über die grenzenlose Liebe zu einer Krankheit, die mich am Ende fast das Leben gekostet hätte. Kurz gesagt die Geschichte über die schlimmste, aber gleichzeitig auch wichtigste Zeit meines Lebens.

Leben auf der Überholspur

„Wann hast du denn nochmal Zeit etwas mit mir zu unternehmen?“, fragte mich eine Mitschülerin, während ich eifrig auf dem Smartphone meine 15 Nachrichten, die ich in den ersten beiden Schulstunden bekommen hatte, beantwortete. „Ich fahre doch in den Urlaub, danach machen wir sofort was aus“, antwortete ich beiläufig.

Lloret de Mar. Party, feiern, Spaß und gute Laune. Ein Urlaub, den sich jede Jugendliche mit 16 Jahren wünscht. Ohne Eltern, nur mit meiner besten Freundin. Wir fuhren schon öfter gemeinsam mit unseren Familien in die Ferien, doch diesmal war es anders. Wir hatten die Erlaubnis, zum allerersten Mal allein wegzufahren. Das war so unglaublich aufregend. Ich ließ es mir zwei Wochen nur gut gehen und wusste, dass ich den Jungen, mit dem ich seit einiger Zeit turtelte, danach wiedersehen würde. Es war alles cool. Ich lebte gut, ich aß und genoss gerne, ich feierte das Leben und wollte um keinen Preis irgendetwas verpassen. Ich wollte immer

überall dabei sein und konnte mich für viele Dinge interessieren und begeistern.
Es war diese jugendliche Neugier, die in mir brannte und danach schrie, täglich neuen Input zu bekommen.

Ich gehörte nie zu diesen Mädchen, die sich Gedanken um ihre Figur oder ihr Aussehen machen. Ich wog bei einer Körpergröße von 1,75 rund 76 Kilogramm, aber das war kein Problem. Eher im Gegenteil. Es mangelte weder an Komplimenten für mein Aussehen noch an Angeboten vermeintlicher Liebhaber, für die ich mich mittlerweile mehr und mehr interessierte. Ich glaube, die Jungs mochten genau das an mir. Eine unkomplizierte junge Frau, selbstbewusst und lebensfroh. Mit der man Spaß haben konnte und die mit ihrer Ausstrahlung alles andere in den Hintergrund treten ließ. Eine von denen, die gerne im Mittelpunkt steht, ohne nervös zu werden, und sich für niemanden verstellt. Ich fühlte mich mit mir selbst im Reinen und das wirkte nach außen.
Ich war in meiner Kindheit mehr oder weniger verwöhnt worden. Ich bekam nicht immer sofort, was ich wollte, doch ich wusste,

welche Mittel ich einsetzen musste, um an mein Ziel zu gelangen. Letztendlich war es mit den Männern exakt dasselbe. Ich hatte schnell den Dreh heraus, wie ich Menschen für mich begeistern konnte und nutzte es für mich. Ich führte zwei kurzweilige Beziehungen, die letzte beendete ich, da ich jemanden kennengelernt hatte, der meine Neugier weckte. Mich riss der ständige Drang nach neuen Erfahrungen mit sich. Schließlich durfte ich nichts verpassen. Ich war jung, frei und mein ganzes Leben lag noch vor mir.

Der Urlaub war ein voller Erfolg. Wir feierten bis in die frühen Morgenstunden und lachten viel. Wir fühlten uns genau so, wie man sich in unserem Alter fühlen sollte: unbeschwert, albern und vollkommen im Hier und Jetzt. Nach meiner Rückkehr checkte ich sofort, was ich in den letzten zwei Wochen online nicht mitbekommen hatte. Unmengen von Grüßen, Nachrichten und Bestätigungen. Verlinkt mit Bildern über Freundschaft und lustigen Sprüchen. Es schien so, als wäre alles beim Alten. Meine Facebook-Freunde interessierten sich für mein Leben, das ich mit ihnen allen teilte.

Ich scrollte entspannt in der Chronik hinunter, bis ich auf einen Beitrag meiner neuen Liebe stieß: „... in einer Beziehung mit..." Puuh. Das war neu. Ich war vor den Kopf gestoßen: Ich wurde abserviert. Ohne Ankündigung oder Vorahnung. Wie konnte das jetzt passieren? Ich wurde ersetzt und ich würde nicht an mein Ziel kommen, diese Person näher kennenzulernen. Zum ersten Mal hatte ich das erschütternde Gefühl von Kontrollverlust. Normalerweise traf ICH die Entscheidung mit wem ich mich traf und mit wem nicht mehr. Mir wurde übel. Ich musste zur Toilette laufen und mich übergeben. Ich hatte diese Sache nicht mehr unter meiner Kontrolle. Nicht ich würde entscheiden, ob wir ein Paar werden oder nicht - er hatte sich entschieden! Und zwar nicht für mich. Das tat plötzlich so unglaublich weh.

Tagelang war ich geknickt. Ich betrachtete mich selbst immer und immer wieder. Ich wollte einen Fehler finden. Ich wollte den Grund finden. Irgendetwas musste nicht gut genug an mir gewesen sein. Was war sein verdammtes Problem? Ich vertraute mich meinen Freunden an, ich litt unter der Situation und merkte, dass mir die Bestätigung und Zuversicht der Anderen nicht wirklich weiterhalf. Ich begriff hier zum ersten Mal in meinem Leben, dass man sich vollkommen allein fühlen kann, ohne wirklich allein zu sein. Und ich begriff auch, dass ich in einer völlig behüteten Welt aufgewachsen war, in der ich nie wirklich Widerspruch erlebt hatte.

Die darauf folgenden Wochen verliefen ähnlich. Ich quälte mich mit Gedanken, aber die erhoffte Wendung der ganzen Angelegenheit blieb aus. Schließlich begann ich damit, meinen Frust und meine Trauer über diese gescheiterte Liebe nicht gegen diese Person, sondern mehr und mehr gegen mich selbst zu richten. War ich nicht hübsch genug? War ich zu dick oder hatte dumme Dinge gesagt? Ich hasste mich (noch lange) nicht, doch ich fing an zum ersten Mal über mich nachzudenken. Es überkamen mich in viel zu kurzer Zeit Unmengen von Emotionen und Gefühlen, die ich in meinem Leben auf der Überholspur einfach unterdrückt hatte.

Während ich in Verabredungen und Unternehmungen versank, hatte ich mir nie Gedanken darüber gemacht, dass auch ich nicht immer fair, richtig und gutmütig handelte. Dass es mir sogar oft vollkommen gleichgültig war, wie es anderen mit meinen Entscheidungen und Worten ging. Denn mir ging es immer gut. Ich zog nie den Kürzeren. Ich hatte so viele Freunde und Menschen, die danach strebten wie ich zu sein, dass mir niemals der Gedanke kam, ein schlechter Mensch sein zu können. Ich dachte immerzu, dass alle diese Leute genauso handeln würden, wenn sie in meiner Haut steckten. Ich machte mich zu jedem Zeitpunkt frei von Verantwortung, doch diese musste ich genau jetzt übernehmen, und zwar für meine eigenen Gefühle.

Ich hatte es mir selbst nie erlaubt zur Ruhe zu kommen, nicht erlaubt zu weinen. Nicht erlaubt, dass die Fassade bröckeln durfte oder Emotionen sich einen Ausweg suchen konnten. Diese Gedanken bereiteten mir Kopfschmerzen, doch jetzt konnte ich diese Flut von Gefühlen nicht mehr zurückhalten. Sie prasselte auf mich ein und ließ sich nicht verdrängen. Die Gefühle waren einfach zu präsent.

Da geben sich Eltern, Familie und Freunde so viel Mühe einem von klein auf zu erzählen, wie besonders, einzigartig und toll man ist, bis da jemand kommt, der diesen Selbstwert innerhalb von Sekunden zerstört. Einfach so. Seitdem ich anfing über diese ganzen Dinge nachzudenken, lag ich jeden Abend in meinem Bett und die immer wiederkehrenden Gedanken über mich selbst hielten mich wach. In welchen Situationen hatte ich falsch gehandelt? Wer war ich überhaupt? Mochte ich bestimmte Dinge wirklich oder mochte ich sie nur, weil andere sie toll fanden? War ich wirklich so überzeugt von mir selbst oder schien es nur so einfach, weil ich mich anderen so leicht fügen konnte? Hatte ich überhaupt eine Persönlichkeit oder war ich nur ein Mensch, der von seiner Umwelt und dem sozialen Umfeld geformt wurde? Fand ich es wirklich cool mein ganzes Leben auf Facebook zu teilen, und stündliche Updates über meine Handlungen abzugeben?

Fragen, die ich mir einfach nicht beantworten konnte, egal wie oft ich darüber nachdachte. Ich fühlte mich ein wenig so, als hätte ich den Bezug zu mir selbst verloren, wenn er denn überhaupt je existiert hatte. Ich zweifelte an meiner ganzen Person. Ich erkannte hier zum ersten Mal, dass ich ein gewisses Talent besaß: Ich musste nur wenige Sätze mit einem völlig fremden Menschen sagen, um zu erkennen, wie er war. Ich konnte mich nahezu jeder Person so anpassen, dass sie mich mochte. Ich wusste, was ich zu sagen hatte, welche Witze angebracht waren und was gewisse Menschen interessierte oder begeisterte. Es war mir immer ein Leichtes gewesen einen Modus anzunehmen, der meinem Gegenüber gefiel. Ehrlich gesagt: Ich war manipulativ. Und das nutzte ich fast ausschließlich zu meinem Vorteil. Ich konnte die Menschen, denen ich nahe sein wollte oder die dazu führten, dass ich beliebter wurde, stets an mich binden. Und es war so einfach.

Dieser Prozess, meine Persönlichkeit und mein Ich zu erforschen fand zunächst nur in meinem Kopf und ausschließlich mit mir selbst statt. Meine Umgebung bekam davon rein gar nichts mit. Das sollte sie auch nicht. Irgendwie würden die Gedanken wieder verschwinden und es würde alles wieder okay werden. Doch jetzt gerade fühlte ich mich schlecht. Diese Gedanken waren nicht angenehm, es war vielmehr so, als hätte ich sehr viele falsche und unfaire Dinge getan. Hin und wieder weinte ich deshalb, wenn ich allein in meinem Zimmer war oder im Bad. Ich war unglücklich über sehr viele Situationen, Erinnerungen und Verhaltensweisen. Aber ich wollte diese Sache mit mir allein ausmachen. Ich war noch lange nicht bereit, Einsicht zu geben hinter die Mauer, hinter der ich mich versteckte.

Tausende von Mädchen in meinem Alter werden verlassen, enttäuscht und fühlen sich ersetzt. Das ist eine ganz normale Erfahrung. Das passierte jedem, und ich sollte jetzt einfach aufhören, mich in irgendetwas hineinzusteigern. Es konnte doch nicht sein, dass gerade ich daran mehr zu knabbern hätte als alle anderen. Ich war stark, ich war schlau, und diese eine Sache würde mich doch nicht komplett aus der Bahn werfen können. Jede meiner Handlungen war nahezu perfekt und optimiert. Ich wusste, dass ich dem Jungen gefallen hatte. Dass ich die Themen aufgriff, die wichtig und interessant waren. Ich war mir so sicher gewesen.

Noch war ich mir nicht einmal im Ansatz darüber im Klaren, dass dies der Beginn von etwas unfassbar Großem war. Einer lebensverändernden Zeit, nach der ich nicht mehr dieselbe Person sein würde. Zu diesem Zeitpunkt besaß ich nicht einmal die Weitsicht zu erkennen, dass meine verlorene Liebe gewiss nicht der Grund für mein schlechtes Befinden war, sondern lediglich der Auslöser, der ein ganzes Kartenhaus zusammenfallen ließ. Mein Leben war ein Kartenhaus: nach außen hin beständig und fest, perfekt zusammengesetzt. Doch letztendlich genügte nur ein kleiner Windstoß, um alles ins Wanken zu bringen. Und jetzt, genau jetzt stürzte es ein. Es gab sehr viel mehr Ungleichgewicht in meinem Leben als eine verlorene Liebschaft. Ich war mein ganzes Leben dazu im Stande gewesen, eine Unmenge von Dingen zu verdrängen und Gefühle völlig zum Schweigen zu bringen. Ich besaß ein unnatürliches Maß an Selbstbeherrschung und Willensstärke und war mir nur in einer Sache absolut sicher: Ich wollte nicht, dass mir jemand noch einmal so weh tat. Ich wollte nicht leiden und nie wieder diese Hilflosigkeit erleben, die ich gerade empfand. Ich war nicht im Stande mit Enttäuschungen umzugehen oder Niederlagen hinzunehmen. Das gehörte einfach nicht in meinen gewohnten Lebensstil. Ich würde wieder einen Weg finden Sicherheit und Kontrolle zu erlangen. Völlig egal wie.

Eiskalt

Bis ich in die Oberstufe wechselte, hatte ich Eiskunstlauf als Leistungssport betrieben. Ich trat zum ersten Mal mit sechs Jahren einem Eislaufverein bei, verlor jedoch nach der zweiten oder dritten Saison das Interesse. Einige Jahre später nahm ich einen zweiten Anlauf und diesmal hatte ich sehr viel mehr Spaß an diesem Sport. Ich wechselte - für übliche Verhältnisse viel zu spät - in einen professionellen Verein, konnte mich aber durch Ehrgeiz und Willensstärke schnell anpassen und weiterentwickeln. Ich stieg in nur wenigen Jahren einige Klassen auf und konnte nicht mehr genug von diesem Sport bekommen. Er wurde meine größte Leidenschaft. Sobald ich das Eis betrat, war alles auf dieser Welt vergessen und ich lief stundenlang, ohne zu ermüden. Ich trainierte nicht nur an mehreren Tagen in der Woche, sondern auch in meiner Freizeit am Wochenende, um möglichst gut zu werden. Ich behaupte, dass ich jede Eigenschaft besaß, um eine außergewöhnlich gute Sportlerin zu werden, bis auf eine ganz entscheidende: Ich verlor bei allen Turnieren die Nerven.

In keinem einzigen Wettkampf lief ich so gut, wie ich eigentlich konnte, und auch im Training patzte ich, wenn es darauf ankam. Zu einigen Wettbewerben meldete ich mich nicht einmal an, weil der Gedanke an den Lauf eine unfassbare Angst in mir auslöste.
Der Leistungsdruck wuchs mir schon bei Kleinigkeiten über den Kopf und es stellte sich als unmöglich heraus, meine Bestleistungen zum richtigen Zeitpunkt zu erbringen. Es war vollkommen egal, wie gut ich im Training war: Mein nervlicher Zustand war unkontrollierbar und sorgte dafür, dass ich niemals mit mir zufrieden war. Das war eine riesige persönliche Enttäuschung. Um genau zu sein: Ich konnte es kaum ertragen, mit mir so weiter zu leben. Ich war nicht einfach nur nervös, es waren eher Angstzustände. Angst zu versagen und Angst, anderen Menschen, aber vor allem auch mir, in diesem Sport nicht gerecht werden zu können. Es war ein Hin und Her zwischen der Liebe Eiszulaufen und der Panik, wenn ich daran dachte, mein Können bald wieder unter Beweis stellen zu müssen. Ich litt hier unter einer weiteren Schwäche: Der Sport und damit die Wettbewerbe auf dem Eis waren unkontrollierbar,

unberechenbar und nicht absehbar.
Ich mochte das Gefühl, wenn Dinge planbar waren. Doch dieser Sport war das nicht. Wie würde die Konkurrenz laufen? Wie würde es mir an diesem Tag gehen? Würden meine Nerven dem Stress standhalten? Je länger ich Schlittschuhsport betrieb, desto mehr begriff ich, wie groß die Masse der anderen Läufer war, gegen die ich mich durchsetzen müsste.
Ich konnte mit diesem Gedanken irgendwie leben, beschloss aber, diesen geliebten Sport aufzugeben. Es war mir zu wenig, eine gute Hobbysportlerin zu sein, aber ich schaffte es auch nicht, eine gute Leistungssportlerin zu werden. Daher verabschiedete ich mich vom Eis und betrat es nie wieder. Dafür war ich viel zu ehrgeizig und streng mit mir selbst. Ich hatte die Kunst dieses Sports nicht verdient, ich war zu schwach, um erforderliche Leistungen zu erbringen. Genau das dachte ich von mir.
Genau diese Eigenschaften, die Selbstbestrafung und der Ehrgeiz, würden mir noch mächtig zum Verhängnis werden.

Gründe für Magersucht: Die Entstehung einer Magersucht ist ein komplexer Prozess. Hierzu führt meist nicht nur ein Grund. Zu beachten sind:

Biologische Faktoren: familiäre psychische Erkrankungen, Neurotransmitterstörungen.

Individuelle Faktoren: Hang zu Perfektionismus, Impulsivität oder niedriger Selbstwert.

Familiäre Faktoren: Das Familienbild spielt eine bedeutende Rolle. In Familien von Magersüchtigen ist oft ein sehr enger Zusammenhalt vorhanden. Auf der anderen Seite erkennt man eine hohe Norm- und Leistungsorientierung in diesen Familien. In vielen Fällen sind Erkrankte überbehütet aufgewachsen.

Soziokulturelle Faktoren: Essstörungen treten häufig in Ländern auf, für die schlank sein ein Schönheitsideal ist. Freunde, Familie und das komplette soziale Umfeld nehmen Einfluss auf eine Magersucht. Mobbing kann durchaus ein entscheidender Faktor sein.

Genugtuung

In den nächsten Wochen erlebte ich in mir selbst tiefgreifende Veränderungen. Bis heute kann ich nicht vollständig erklären, weshalb ich ausgerechnet den Weg wählte, Nahrung zu reduzieren. Wahrscheinlich, weil ich sie liebe, denn seitdem ich denken kann, hatte gutes Essen in meiner Familie einen hohen Stellenwert. Wir gingen am Wochenende oft aus und belohnten uns für harte Wochen, bestandene Klausuren und andere kleine Erfolge mit gutem Essen. Und das tat gut und war jedes Mal aufs Neue wunderschön. Wir kommunizierten das auch genau so: Für uns war gutes Essen eine Belohnung, die wir alle sehr schätzten. Wenn ich heute an diese Abende denke, überkommt mich ein Gefühl von Angekommensein, Vertrauen, familiärer Liebe und Zusammenhalt. Ich möchte diese Zeit und diese Abende niemals missen. Genau diese schönen Momente gaben immer wieder das Gefühl von Selbstbelohnung und Zufriedenheit, und die würde ich mir schon bald nehmen wollen.

Nachdem ich also anfing mir Gedanken über mich und mein Leben zu machen, konnte ich einige Dinge aus etwas anderen Perspektiven betrachten. Allerdings nur ein wenig. Ich bemerkte, dass Gewicht, BMI und Äußerlichkeiten in der Gesellschaft einen höheren Stellenwert hatten, als ich es bislang bemerkt oder vorgelebt bekommen hatte. Natürlich war Gewicht in gewisser Hinsicht schon ein Thema in der Schule gewesen. Ich wusste beispielsweise, dass dicke Kinder sehr oft gemobbt wurden. Doch ich bewegte mich stets in einem Mittelfeld und erfuhr diese Erniedrigungen nicht. Ich begann aber, mich immer mehr damit zu beschäftigen, was andere Menschen an Äußerlichkeiten gefiel.

Eine superschlanke Modelfigur impliziert heute (und wahrscheinlich die nächsten Jahrzehnte auch noch) eine starke, glückliche, selbstbewusste und wertvolle Persönlichkeit. In mir setzte sich der Gedanke fest, dieser gesellschaftlichen Vorstellung gerecht werden zu wollen. Ich war mir sicher, den Ehrgeiz zu besitzen, innerhalb kürzester Zeit dieses Ideal erreichen zu können. Gar kein Problem. Dieses Thema fesselte mich auf Anhieb. Ich brauchte nur wenige Texte zu lesen, um sofort zu verstehen, wie Ernährung aufgebaut war, wie ein normaler Alltag mit Lebensmitteln auszusehen hatte und welche Möglichkeiten es gab, um Gewicht zu reduzieren. Schnell fand ich heraus, welche Lebensmittel viel Eiweiß, Fett oder Kohlenhydrate enthalten. Ich las weiter und konkretisierte diese Idee. Es war eine gute Möglichkeit, mir selbst zu beweisen, wie toll und ehrgeizig ich doch war. Dieser Gedanke reifte zunächst einige Tage in meinem Unterbewusstsein. Wenn ich meinen Fixpunkt verlagerte, dann würde ich, da war ich sicher, das bisschen Liebeskummer ganz schnell vergessen können. Einige Tage später traf ich mich mit Freundinnen zum Abendessen. Wir aßen, lachten viel und hatten Spaß. Wir besorgten uns Junkfood und schaufelten es in uns hinein. Währenddessen dachte ich über meine Idee weiter nach. Im Laufe des Abends äußerte ich meinen Wunsch, mein Gewicht drastisch zu reduzieren und dieses Vorgehen radikal durchzuziehen. In der Runde breitete sich Gelächter aus. „Dafür isst du doch viel zu gerne!" oder „Warte mal 24 Stunden ab, du bist ja gerade satt!" waren die Rezensionen auf mein

Vorhaben. Meine Entscheidung aber war nun endgültig gefallen. Sie würden sich alle noch dreimal nach mir umsehen. Sie pushten mich regelrecht damit, dass sie nicht an mich glaubten. Ich liebte den Gedanken, unterschätzt zu werden und jeden vom Gegenteil überzeugen zu können. Ich wusste ganz genau, wie die anderen gucken, mich ansehen und dann sagen würden: „Ich hätte dir niemals zugetraut, dass du das wirklich durchziehst, sehr bewundernswert." Ich schlief an diesem Abend grinsend ein und freute mich auf erstaunte Gesichter in den nächsten Wochen.

Meine folgende Diät, die daraus bestand maximal dreimal am Tag Nahrung zu mir zu nehmen und dabei fast gänzlich auf Kohlenhydrate zu verzichten, verlief perfekt. Softdrinks, Süßigkeiten und Snacks wurden radikal vom Tagesplan entfernt. Ich zweifelte nicht eine Sekunde daran die Diät durchhalten zu können und reduzierte alle paar Tage die Menge und Art von Lebensmitteln. Es ging zu keinem Zeitpunkt, darum mich gesund zu ernähren, sondern möglichst kalorienarm. Es gab viele Diäten und Optionen Gewicht zu verlieren, doch eine Sache ist völlig klar und todsicher: Wenn man weniger Kalorien zu sich nimmt, als der Körper an einem Tag benötigt, dann nimmt man auf Dauer ab. Diesen Weg wählte ich für mich. Innerhalb von nur 15 Tagen verlor ich 12 Kilo Körpergewicht. Jackpot! Ich fing an, ein unglaubliches Interesse für Lebensmittel zu entwickeln. In kürzester Zeit wusste ich Kalorien, Kohlenhydrate, Fette und Eiweiße nahezu jedes einzelnen Lebensmittels, das ich kannte, auswendig. Ich fühlte mich zunehmend fitter, schöner und zufriedener. Ich hatte genau das Richtige getan. Ich hatte ein konkretes Ziel, einen Plan und das tat ich für mich. Meine Liebe würde bereuen, mich verlassen zu haben, und ich konnte jedem auf dieser oberflächlichen Welt endlich zeigen, zu was ich im Stande war. Plötzlich machte es viel mehr Spaß shoppen zu gehen, mich um mein Äußeres zu kümmern.

Mein Selbstwertgefühl stieg von Tag zu Tag. Ich thematisierte das Thema Essen, aber ich wollte es nicht zum Hauptthema machen. Ich beobachtete, was andere aßen, und verglich mich mehr und mehr mit anderen. Ich fragte meine Freundinnen hin und wieder, welche Hosengröße sie trugen, was sie zum Frühstück gegessen hatten oder ob sie manchmal Cola tranken. Ich wollte es wissen, um eine Art innerliche Statistik führen zu können. Zum ersten Mal seit Wochen hatte ich das Gefühl, dass alles in mir endlich wieder ins Gleichgewicht kommen würde. Ich fühlte mich gut. Alles würde gut werden.

Unsere Gesellschaft

Zwölf Kilo. Das bleibt in unserer Gesellschaft nicht unbemerkt. Ab jetzt regneten von Tag zu Tag Komplimente wie ein Wasserfall auf mich herab. Unzählige Menschen beteuerten mir, dass ich doch jetzt so unfassbar toll aussähe, so konsequent und stark wäre. Sie sagten mir genau die Dinge, die ich mir drei Wochen zuvor ausgemalt hatte. Es funktionierte genau so bzw. die Gesellschaft funktionierte genau so, wie ich es mir vorstellte. Es war, als könnte ich in die Zukunft blicken. Wegen eines Profilbildes, auf dem meine neu erworbene Figur zu betrachten war, erhielt ich unzählige neue Freundschaftsanfragen auf Facebook. Es war so unglaublich einfach, dieser oberflächlichen Gesellschaft gerecht zu werden. Drei Wochen hungern und schon war man ein besserer Mensch. Traumhaft!

Mal wieder war es mir ein Leichtes, Menschengruppen anzuziehen und sie für mich zu begeistern. Es fiel mir nicht schwer auf Essen zu verzichten. Das Gefühl von Vitalität und locker sitzenden Klamotten war viel zu schön und aufregend, als dass ich jetzt in alte

Muster verfallen wollte. Ich bekam so viel Bestätigung wie nie zuvor in meinem Leben. Fast hatte ich das Gefühl, vor meiner Diät gar nicht mal so beliebt gewesen zu sein. Jetzt war ich wirklich beliebt. Jetzt waren andere richtig neidisch auf mich, weil ich nicht nur Freunde, Spaß und Humor hatte, sondern auch eine tolle Figur. Ich hatte mein Selbstbild optimiert. Die Motivation war auf dem Höchstlevel.

In meiner Generation spielt sich das Leben online ab. Es geht um Likes, Kommentare und vor allem darum, sein perfektes und leichtes Leben mit der ganzen Welt zu teilen. Wir legen uns diverse Accounts an, wir berichten von allem in unserem Leben, zeigen unsere neuen materiellen Wertgegenstände, die wir uns leisten können, und unsere absolut tollen und einzigartigen Freundschaften. Wir präsentieren das Beste von uns, weil wir uns für das Beste auf der Welt halten. Wir interessieren uns für andere Nutzer, die uns dabei helfen können noch beliebter zu werden und damit unsere Follower-Anzahl zu steigern. Wir eifern den Dingen hinterher, die andere Leute für erstrebenswert halten - und verlieren dabei unsere ganze Persönlichkeit. Wir suchen keine Freunde, wir suchen Menschen, die uns auf sozialen Medien beliebt machen und die wir beliebig eintauschen, wenn sie uns nichts mehr geben können. Wir schließen mit ihnen eine Art unausgesprochenen Deal, dass sie jedes unserer Fotos komplett übertrieben kommentieren und uns in den Himmel loben. Im Gegenzug machen wir genau dasselbe bei ihnen und behandeln unsere Follower und Kommentierer wie Geld. Als wäre das alles in unserer Welt unverzichtbar. Denn wir streben nicht mehr nach Beziehungen, in denen reine Loyalität reicht. Beziehungen sollen uns etwas geben, sie sollen uns nach vorne bringen. Wenn wir Bilder bearbeiten und eine nicht existente Phantasiewelt von uns selbst erschaffen, machen wir uns keinerlei Gedanken darüber. Und wenn es dazu beiträgt, mehr Aufmerksamkeit in der Gesellschaft zu erlangen, fragen wir sogar danach, wie sich unsere Follower den Hintern abwischen. Koste es, was es wolle.

Wir teilen alles, wir verkaufen unsere Daten und im Endeffekt sogar unser Leben. Gepusht durch Blogger und jeden, der mehr als man selbst hat und so tut, als wäre er glücklicher als wir. Hauptsache groß, Hauptsache spektakulär. Wir sind Egofucker. Wir sind selbstbezogen und kalt. Und wir sind stolz darauf. Nicht selten findet man Profile, auf denen Frauen sich damit schmücken, einen arroganten, eingebildeten oder billigen Eindruck zu vermitteln. Sie stehen gerne dazu. Darauf, dass sie unecht und verfälscht rüberkommen, sind sie auch noch stolz. In meiner Generation unterhält man sich nicht darüber, wie schlecht es anderen geht, oder zu welcher Minderheit wir gehören, die sich diesen ganzen Luxus leisten kann. Wir sind unzufrieden. Wir sind unglücklich, weil wir uns nur weiter nach oben orientieren, weil wir den Hals nicht vollkriegen. Hauptsache besser als andere, teurer und mehr. Die Welt dreht sich nur um's Geld und es ist nicht einmal mehr peinlich, das zuzugeben. Wir haben aufgehört Menschen nach ihren inneren Werten zu beurteilen. Wir beurteilen Menschen nach ihrem sozialen Status und machen sie allein dadurch zu unseren Idolen. Wir machen genau diese Menschen reich, die uns dazu bringen, dass wir uns so richtig mies fühlen. Die uns zeigen, welche tollen und teuren Produkte es gibt, und wie notwendig es ist, diese zu besitzen. Und wir sitzen an unseren Smartphones und lassen uns verblöden. Wir schauen es uns an und streben immer mehr nach Luxus und Wertgegenständen als wären wir Elstern. Wir bekommen das Gefühl vermittelt mit tollen Figuren, teuren Produkten und Designerklamotten bessere Menschen zu sein.

Jedes Mal, wenn genau diese Menschen, die sogenannten Blogger, vermitteln möchten, dass es gar nicht um all diese Sachen geht, sondern sie nur das allerbeste für ihre Follower möchten, weiß ich nicht, ob ich lachen oder weinen soll. Die grundsätzlichen Werte, die Menschen ausmachen, rücken in den Hintergrund und ohne die sozialen Medien fühlen wir uns alle allein, werden depressiv und entwickeln so eine Abhängigkeit zu einer Welt, die überhaupt nicht real ist.

Es ist also das Allerwichtigste: alles immer mit allen zu teilen. Jeder soll sehen, wie unendlich geil wir sind. Willkommen in der egoistischen Online-Generation.

Während mein Gewicht weiter sank, suchten meine Eltern erste Gespräche mit mir. Grundsätzlich waren sie nicht dagegen, dass ich abnahm. Immerhin hatte ich weder Untergewicht noch sah ich so aus, als wäre ich unglücklich. Ich begründete meine Diät mit der Aussage, dass ich mich jetzt einfach wohler fühlen würde (was ich zu dieser Zeit auch wirklich tat) und aufhören würde, wenn es denn dann genug wäre. Doch was war genug? Diese Frage verdrängte ich jeden Tag aufs Neue. Ich konnte sie mir selbst nicht beantworten und wusste nur eins: Es war noch lange nicht genug, dafür war es momentan einfach zu gut. Das sagte ich natürlich nicht. Die Gedanken darüber, meinen Eltern weitere Berichte über meine Gewichtsabnahme liefern zu müssen, schob ich einfach beiseite. Das würde ich irgendwie hinbekommen. Die hatten schließlich auch noch anderes zu tun, als sich den ganzen Tag damit zu beschäftigen, dass ihre pubertierende Tochter ein bisschen schlanker wurde.

Langsam aber sicher fingen meine Gedanken an, sich pausenlos ums Essen zu drehen. Sie verselbstständigten sich immer weiter.

Im Grunde hatte ich nichts anderes mehr im Kopf. Hier und da mal etwas weglassen. Kohlenhydrate waren schon lange kein Thema mehr in meiner Ernährung. Ich beobachtete ständig, wie meine Umgebung auf mein Essverhalten reagierte, und meine Eltern schauten zunehmend auf meine Mahlzeiten. Ich wollte Diskussionen und Erklärungen so gut es ging aus dem Weg gehen, und dafür gab es irgendwann nur noch eine Lösung: Ich musste meine Familie belügen.

Spätestens hier hätte es „Klick" machen müssen. Ich bin grundsätzlich ein ehrlicher Mensch, vor allem, wenn es um meine Familie geht oder um Menschen, die mir etwas bedeuten. Ich war ab sofort bereit, einen Schritt weiter zu gehen, der meiner Persönlichkeit und Art widersprach.
Ich war bereit, eines meiner wichtigsten Grundprinzipien zu brechen. Für meine Verhältnisse war es kein großer Aufwand, meine Eltern in dem Glauben zu lassen, dass ich wieder mehr essen würde. Ich nahm Brote mit zur Schule, die bei Ankunft dort sofort im Mülleimer landeten. Ich aß eine ganze Zeit

lang ausschließlich die zwei Mandarinen, die ich von zu Hause mitnahm. Sie reichten mir bis in den späten Nachmittag. Nach der Schule tat ich so, als wenn ich mich mit Mitschülern zum Mittagessen traf.

In Wirklichkeit verbrachte ich Stunden in Supermärkten, betrachtete Lebensmittel und lernte ihre Inhaltsstoffe auswendig. Tag für Tag konnte ich das machen, ohne dass es jemals langweilig wurde. Eher im Gegenteil: ich fand es richtig spannend. Ich saß stundenlang in der Schule, ohne auch nur ein einziges Wort meiner Lehrer aufzunehmen. Ich dachte immerzu nur daran, endlich in den Supermarkt gehen zu können, um Lebensmittel zu betrachten, die ich niemals zu mir nehmen würde. Mehrere Minuten betrachtete ich die Bilder auf den Verpackungen. Ich dachte darüber nach, wie es sich anfühlte, diese Dinge jetzt zu essen, und ich stillte dadurch mein grenzenloses Verlangen nach Nahrung. Ich stellte es mit ganz genau vor, während ich es in der Hand hielt und im selben Moment erzählte ich mir immer und immer wieder, dass ich all meine Errungenschaften zerstören würde, wenn ich das jetzt einfach essen würde. Und das ging auf keinen Fall.

Es war möglich, diese Verhaltensweise mehrere Wochen unbemerkt auszuleben. Fast unbemerkt. Natürlich registrierte ich die unzähligen Blicke der Supermarktmitarbeiter, die sich fragten: „Weshalb verbringt dieses Mädchen jeden Tag mehrere Stunden hier, ohne jemals etwas zu kaufen?". Das Geschäft zog mich jeden Tag aufs Neue magisch an. Und es spielte für mich keine Rolle, was die Mitarbeiter dachten. Hier kam ich zum allerersten Mal an einen Punkt, an dem es mir egal war, was fremde Menschen von mir hielten. Das Verlangen, meinem Bedürfnis nachzugehen, war einfach zu groß.

Es war ein Tag wie jeder in den letzten Wochen auch. Ich kam abends nach Hause, erzählte von einem nicht stattgefundenen Tag mit Freunden und ging sofort ins Bett, denn die fehlende Energie machte sich immer mehr bemerkbar. Ich war nicht mehr so fit und wach wie am Anfang meiner Diät. Ich war jeden Abend unfassbar müde und wollte nur noch schlafen. Meine Aufmerksamkeit ließ immer mehr nach und durch die radikale Gewichtsabnahme merkte ich nun jeden Tag etwas mehr, dass mein Körper nicht auf seine

Kosten gekommen war. Meine Beine waren schwer und bei größeren Anstrengungen war ich sehr viel schneller ermüdet. Ich merkte förmlich, wie viel Kraft mich das Hungern kostete. Es war jedoch völlig egal, denn ich war stark und konnte dieses blöde Bauchgrummeln unterdrücken. Doch heute Nacht würde sich einiges ändern. In dieser Nacht hatte ich einen Traum, den ich zuvor niemals hatte:

Ich ging nach der Schule wie gewöhnlich nach Hause. Meine Mutter hatte Pasta gekocht. Ich dachte kurz darüber nach und fing an zu essen. Ich aß und aß und aß. Noch ein zweiter Teller und dann ein dritter. Ich konnte nicht mehr aufhören zu essen. Ich stopfte Unmengen des Essens in mich hinein, ohne satt zu werden. Auch wenn ich genau wusste, dass es viel zu viel war, konnte ich nicht mehr aufhören. Es war wie ein Rausch. Ein Fressrausch, in dem mein Körper sich auf einen Schlag alles zurückholte, was ich ihm in letzter Zeit verweigert hatte. Dabei versuchte ich verzweifelt die Kalorien zu zählen, die ich zu mir genommen hatte, doch es gelang mir einfach nicht mehr. Ich stieg auf die Waage und war augenblicklich wieder bei meinem Ausgangsgewicht von 76 Kilogramm.

Dann wachte ich auf. Nass geschwitzt und mit rasendem Puls. Es war 2:30 Uhr am Morgen. Ich hatte nicht gegessen. Das war ein Traum. Der schlimmste Traum, den ich jemals hatte. Und dann begann ich zu weinen. Ich konnte mich nicht mehr halten oder zusammenreißen.
Ein erdrückendes und kontrollverlierendes Gefühl überkam mich. Ich wollte dieses Gefühl niemals in einer realen Situation erleben. Dieser Traum war ab sofort meine allergrößte Angst. Ich durfte die Kontrolle über mein Essverhalten unter keinen Umständen verlieren, denn jetzt konnte ich wirklich erahnen, wie schlimm es dann sein würde. Ich weinte die ganze Nacht und meldete mich in der Schule für den darauf folgenden Tag krank. Ich wollte mutterseelenallein sein.

Der schlimmste Urlaub meines Lebens

Das Schuljahr neigte sich langsam dem Ende zu. Meine Eltern planten ein paar gemein -same Tage in einem Ferienhaus: Wir wollten in den Herbstferien einige Zeit in den Niederlanden verbringen. Zuerst freute ich mich über die gemeinsame familiäre Zeit, doch dann wurde mir schlecht. Wie sollte ich mein Essverhalten rechtfertigen, wenn ich rund um die Uhr unter Aufsicht meiner Eltern war? Es würde mehr als schwer für mich werden, denn sie dachten, dass ich einiges mehr essen würde. Meine Mutter räumte das Auto mit unseren Sachen ein und die Abfahrt stand an. Doch ich brauchte noch ein einziges Ding, um abfahren zu können. Ich musste die Waage mitnehmen, denn es war mittlerweile undenkbar, ganze 5 Tage nicht auf die Waage zu gehen. Ich kontrollierte derzeit mein Gewicht teilweise mehrmals täglich und nahm stetig ab. Möglichst unbemerkt, versuchte ich die Waage im Kofferraum zu verstauen, aber mein Vater begriff sofort, was ich vorhatte. Die nächsten 20 Minuten führten wir auf unserem Hof eine sehr laute Auseinandersetzung. Er sagte, dass dieses „Abnehmthema" doch nun endlich durch sein müsste und dass er unsere freien Tage ausnahmslos genießen möchte, ohne dass es darum geht, ob das Abendessen am Vorabend schon auf der Waage ersichtlich ist. Was sollte ich ihm entgegenhalten? Ich konnte nur mit der Aussage argumentieren, dass es doch wohl meine Entscheidung wäre, ob ich mich wiegen möchte oder nicht. Das Gespräch drehte sich im Kreis und meine Mutter versuchte erfolglos zwischen beiden Parteien zu schlichten. Wir kamen zu keiner Lösung. Mein Vater begann die Taschen aus dem Kofferraum zu räumen und damit den Urlaub sausen zu lassen. Natürlich war genau das sein absolut größtes Druckmittel. Es lag an mir. Wenn ich jetzt nicht nachgeben würde, dann würde die ganze Familie auf einen Urlaub verzichten müssen - den wir uns im Nachhinein am Besten wirklich gespart hätten. Ich gab nach. Die Waage blieb zu Hause und mit drei Stunden Verspätung saßen wir nun endlich im Auto. Während der gesamten vier Stunden Autofahrt hatte ich nur einen einzigen Gedanken: „Ihr könnt mir vielleicht verbieten auf die Waage zu gehen, aber was ich essen werde, liegt allein in meiner Hand." Ich war verbittert und sehr sauer. Konnten sie denn nicht begreifen, dass sie mir gerade genau das nehmen wollten, was mir guttat? Dass sie mir nehmen wollten, was derzeit der Mittelpunkt meines gesamten Lebens war? Dass mich diese ganze Diät aus einem Loch zog, in dem ich zuvor gelegen hatte. Und ich konnte nicht verstehen, warum sie dieses Thema behandelten, als wäre es verboten abzunehmen. Ich war sehr angespannt. Und ich war mir jetzt schon sicher, dass, wenn ich die Wahl zwischen Hungern und einem friedlichen Urlaub hätte, sie eine bittere Enttäuschung erleben würden. Ich hatte mir dermaßen viel Mühe gegeben mein Gewicht zu reduzieren, und das würde ich mir jetzt nicht in ein paar Tagen kaputt machen lassen. Unter keinen Umständen. Die krankhaften Gedanken hatten ab hier die Kontrolle über mich. Meine Eltern bemerkten überhaupt nicht, dass sie mit jedem abfälligen Kommentar, den sie über mein Essverhalten verlauten ließen, diese Gedanken mit mehr Energie fütterten. Ich erinnerte mich an meinen Alptraum und hatte am allermeisten Angst davor, dass er in den nächsten Tagen

Realität werden könnte. Das durfte auf keinen Fall passieren.

Ich aß in den Urlaubstagen etwas mehr als zuvor. Jedoch verzichtete ich immer noch auf Kohlenhydrate und versuchte durch diverse Dinge den Eindruck zu vermitteln, dass alles okay war. Hier und da mal ein Stück Apfel oder eine Tomate. Sinnloses Herumstochern in meinem Essen, um zu verbergen, dass ich gar nicht wirklich viel aß. Dabei erzählte ich Geschichten von Gott und der Welt, um vom Wesentlichen abzulenken. Mir wurde mehr und mehr klar, dass sich alles um das Essen drehte. Es stresste mich enorm, auf die Uhr zu sehen und dann zu wissen, dass es schon bald wieder Zeit war, irgendetwas essen zu müssen. Diese freien Tage waren keine Entspannung, sie waren purer Stress. Jeden Abend lag ich schlaflos in meinem Bett und konnte nicht aufhören darüber nachzudenken, welches Gewicht die Waage jetzt zeigen würde. Ich versuchte dauernd, meine erhöhte Bewegung mit den Kalorien des Essens zu verrechnen. Aber ich wusste ganz genau, dass ich keine Sicherheit hatte. Dass ich es nicht genau wusste, wie viel Kalorien übrig waren und wie viel ich genau verbrannt hatte. Es machte mich beinahe verrückt. Wenn mein Gewicht nach dem Urlaub höher sein würde als vorher - wovon ich ausging -, dann würde ich, das wusste ich ganz genau, in ein sehr tiefes Loch fallen.

Am zweiten Urlaubstag gingen wir in ein Restaurant, das ich sehr gern mochte. Ca. vier Monate zuvor hätte ich mich unglaublich gefreut, das gute Essen zu genießen, dabei das Kaminfeuer in der Mitte des Raums zu betrachten und nach draußen auf das scheinbar grenzenlose, wilde Meer zu schauen. Es war ein absoluter Wohlfühlort. Ich verwandelte ihn an diesem Abend zu meinem Alptraumort. Meine Eltern versicherten mir im Vorhinein, dass eine Vorspeise nicht als eine Hauptspeise durchgehen würde und es an der Zeit wäre, mir etwas „vernünftiges" auszusuchen, da ich seit zwei Tagen kaum etwas gegessen hätte. Puuh. Ich hatte die letzten beiden Tage mehr gegessen, als die letzten drei Wochen, doch das wollte ich natürlich nicht sagen. Der Druck stieg an. Auf der Speisekarte gab es kein einziges Gericht, das mir auch nur annähernd zusagte oder bei

dem ich mir vorstellen konnte, es zu essen. Ich konnte nach über fünfundzwanzig Minuten nicht entscheiden, welches ich wählen mochte.
Ich musste mich extrem zusammenreißen, um keine Panikattacke zu bekommen. Am liebsten wäre ich einfach aufgestanden und weggerannt. Ich wollte diese Situation nicht und ich fühlte mich unfassbar gestresst. Es war unmöglich, eine Entscheidung zu treffen. Es ging einfach nicht. Letztendlich entschieden meine Eltern für mich.

Heute würde ich sagen, mein Gericht sah wirklich schmackhaft und gut aus. Damals sah ich nur eins: Fett. Als dieses Essen vor mir stand, war mir sofort klar, dass es unmöglich sein würde, es zu mir zu nehmen. Auf diesem Teller war Reis. Ich konnte mich nicht mal mehr daran erinnern, wann ich das letzte Mal Reis gegessen hatte. Und es machte mir Angst nur daran zu denken, Reis essen zu müssen. Ich begann also damit, meiner Familie wieder Geschichten zu erzählen, während ich das Essen auf meinem Teller von der einen Seite zur anderen schob und hin und wieder so tat, als würde ich eine Gabel voll davon in

meinen Mund führen. Das Problem bei diesem Spiel ist logischerweise, dass der Teller nicht leer wird. Ich reizte die Situation aus, bis sie eskalierte. Mein Vater sprach in sehr ruhigem und doch bestimmtem Ton:
„Hanna, möchtest du uns eigentlich irgendwie verarschen? Wir alle sehen, dass du seit einer halben Stunde nichts von diesem Teller gegessen hast und ich schwöre dir, dass wir hier nicht aufstehen werden, bevor dieser Teller nicht leer ist." Das war eine sehr klare Ansage. Ich war ausgeliefert. In meinem Kopf drehten sich die Gedanken so schnell, dass mir schwindelig wurde. Ich musste die Situation beenden, doch wie sollte ich das anstellen? Mir wurde übel, ich hatte Panik. Und erklären konnte ich es auch nicht, da ich bis jetzt nie so genau gemerkt hatte, wie unfassbar schwer es für mich war, etwas zu essen. Es gab keine Ausrede mehr, ich fühlte mich, als hätte man mir die Pistole auf die Brust gesetzt. Die wollten mich hier hinrichten. Ich war nervlich komplett fertig.

Nach nur wenigen Sekunden setzte alles in mir aus. Ich nahm die Gabel und stopfte innerhalb von maximal drei Minuten das gesamte Gericht in mich hinein. Dabei beobachtete ich die Blicke meiner Eltern. Sie waren nicht genau zu deuten. Auf der einen Seite machte sich Erleichterung breit, da ich aß, auf der anderen Seite merkten sie, dass irgendetwas nicht stimmen konnte. Ich habe niemals zuvor in meinem Leben ein Essen so wenig genossen. Ich sagte mir dabei nur immer und immer wieder: Hanna, du musst gut, aber schnell kauen, dann geht's gleich leichter.

Als ich fertig war, stand ich auf, ging zur Toilette und steckte mir den Finger in den Hals. Ich übergab mich so lange, bis ich sicher war, dass sich kein einziges Reiskorn mehr in meinem Magen befinden konnte. Als ich zurückkam, waren meine Augen von dem Würgen verquollen, ich weinte, setzte mich vollkommen erschöpft hin und fragte meine Eltern voller Hass: „Und? Seid ihr jetzt zufrieden? Habt ihr das wirklich gewollt?"

Ich bekam keine Antwort, es war auch keine nötig. Ich hatte dieses kranke Spiel hier gewonnen. Meine Eltern waren nicht sauer, sie waren fassungslos, sie hatten Angst vor dem, was kommen würde. Sie sagten das zwar nicht, aber ich konnte es in ihren Gesichtern sehen. Ab hier gab es keinen Druck mehr und schon gar keine Kommentare. Ich hatte meine Familie mit meinem Verhalten zu sehr schockiert. Als wir in das Ferienhaus zurückkehrten, rief meine Mutter unseren Hausarzt an. Ich saß ganz ruhig auf der Couch, während ich hörte, wie sie ihm die Situation schilderte. Sie sagte, dass ich nicht mehr essen würde und sie sich ernsthafte Sorgen machen würde. Es war Samstag und am Montag würden wir zusammen zu ihm gehen. Ich musste mir ein Lachen verkneifen. Ich war noch mindestens 2,5 Kilo von einem Untergewicht entfernt und er würde nichts tun können. Niemand konnte das. Das hier war mein ganz eigenes Projekt und ich hatte es in der Hand. Nur ich.

Wir reisten am nächsten Tag ab. Nur noch vier Stunden Autofahrt würden mich von der Waage trennen. Ich war zufrieden, denn ich hatte sehr gut standgehalten. Und ich würde keine großen Einbußen haben, denn ich hatte in den letzten drei Tagen so viel Stress gehabt, was sich auch auf mein Gewicht auswirken würde. Ab jetzt konnte ich mein Ding wie gehabt durchziehen und dieser Urlaub war endlich überstanden.

Die Waage zeigte 60,0 kg. Ich hatte abgenommen, über ein Kilo, in nur vier Tagen. Danke. Danke. Danke. Es hatte sich verdammt nochmal gelohnt! Ich verspürte eine riesige Erleichterung und es war so, als hätte ich eine Belohnung für mein Durchhaltevermögen bekommen. Ich konnte beruhigt einschlafen.

Der am Montag folgende Arzttermin verlief exakt so wie von mir vermutet. Das Gewicht war nicht bedrohlich, jedoch mein Verhalten. Nach einer kurzen Diskussion war klar, dass ich dort auf die Waage musste. Ich wollte nur auf meine Eigene, dies verweigerte mein Arzt jedoch. Eigentlich wollte ich nur nicht auf die Waage, weil ich mich schämte. Ich schämte mich dafür, ganze 60 Kilogramm zu wiegen. Ich versuchte damit zu argumentieren, dass diese Waage dort veraltet sei und mich ein uneindeutiges Gewicht verunsichern würde. Inzwischen zählte für mich jedes Gramm und zwei unterschiedliche Zahlen zu haben würde mich verwirren. Das war gar nicht mal so gelogen. Ich ließ es irgendwie über mich ergehen und er stellte mir danach einige Fragen. Fragen zu meinen Gefühlen, warum ich nicht mehr essen wollte und ob ich denn nicht wüsste, dass ich zum Überleben essen musste. Ich gab ihm keine Antworten auf diese Fragen. Wahrscheinlich hätte ich mein Gefühlsleben und die Gründe für mein Verhalten zu diesem Zeitpunkt nicht einmal in Worte fassen können. Es gab ausschließlich einen Gedanken in meinem Kopf: „Du Arzt hast doch gar keine Ahnung, was mir das hier bedeutet und dir werde ich das bestimmt auch nicht offenbaren." Ich hatte mir dieses Verhalten und diese Sicherheit, alles unter Kontrolle zu haben, zu eigen gemacht. Ich wollte diese Gefühle und Gedanken darüber nicht teilen. Sie gehörten allein mir. Mein Arzt rief nach diesem einseitigen Gespräch eine Psychotherapeutin in unserer Nähe an. Er konnte keine genaue Diagnose stellen, da ich nicht wirklich sprach und auch nicht bereit dazu war. Er machte seinen Job gut: Er überließ mich jemandem, der sich mit so etwas auskannte. Ich bekam bei der

Therapeutin einen Termin in der darauffolgenden Woche.

Die nächsten Tage verliefen ruhig. Meine Eltern kritisierten mein Essverhalten nicht und waren erleichtert, wenn ich überhaupt etwas zu mir nahm. Sie wollten mich nicht stressen und fingen an zu begreifen, dass jeder Druck, den sie ausübten, mich nur noch mehr animierte mein Verhalten zu verschärfen. Ich versuchte ihnen stets ein liebevolles Gefühl zu vermitteln, doch es fiel mir sehr schwer. Denn mein Innerstes sagte mir, dass sie nicht auf meiner Seite waren. Dass ich dieses Projekt allein durchziehen musste. Sie waren jetzt mehr Feinde als Verbündete, sie gaben mir keinen stützenden Halt mehr. Aber ich hatte nun endlich ein Zeichen gesetzt, das mich mit dieser Sache weiter durchkommen ließ. Ich konnte unbeschwert an meinem Projekt weiterarbeiten, ohne dass ich dagegen ankämpfen musste. Ich verlor in den folgenden Tagen bis zu meinem ersten Therapiegespräch mehr als drei Kilogramm Körpergewicht und fühlte mich unfassbar gut dabei, denn ich unterschritt endlich einen BMI von 18,5.

BMI: Der BMI beschreibt den sogenannten Body Mass Index. In der Regel liegt der BMI eines Normalgewichtigen zwischen 18,5 und 25,0. Wird dieser unterschritten, spricht man von einem Untergewicht. Wird er überschritten, so spricht man von Übergewicht. Bei Leistungssportlern wird ein gesonderter BMI genutzt, da diese eine höhere Muskelmasse besitzen. Der BMI errechnet sich aus dem Körpergewicht und der Körpergröße.

BMI = Körpergewicht [kg] / (Körpergröße [m])^2

Diagnose Magersucht

Es war mir peinlich den Termin bei der Therapeutin wahrzunehmen. Ich wusste genau, worum es hier gehen sollte. Es sollte festgestellt werden, ob ich eine Art Essstörung, vermutlich eine Magersucht, entwickelt hatte. Pah. Magersucht. Als wenn jemand die Diagnose „Magersucht" bekommen würde, wenn er so fett war wie ich. Magersüchtige, die waren dünn und konsequent. Die waren locker 20 Kilo leichter und nicht so wie ich lediglich an der Grenze zum Untergewicht.

Die Therapeutin würde es genauso sehen. Ich war mittlerweile sehr gut informiert und kannte die verschiedenen BMI-Bereiche. Mein Gewicht befand sich an der Grenze. Seit dem Familienurlaub hatte ich eine Schutzwand aufgebaut. Ich war direkt in dem, was ich dachte, und ehrlich, wenn es sein musste, aber dennoch unnahbar. Ich ließ an mich und mein Essverhalten nichts und niemanden mehr heran. Mittlerweile baten mich mehrere Menschen mit dem Hungern und Abnehmen aufzuhören, doch ich konnte es nicht. Es ging jetzt nicht mehr darum, Anerkennung in dieser hässlichen Gesellschaft zu finden, sondern es ging um mich. Mir war bewusst geworden, dass ich die Bestätigung durch die sozialen Netzwerke nicht brauchte, wenn ich etwas hatte, dass mich erfüllte. Und das, was ich gerade tat, erfüllte mich vollkommen.

Außerdem hatte meine Umwelt es doch nicht anders gewollt. Wochenlang war ich damit gepusht worden, wie toll ich Gewicht verlor. Und jetzt wurden die Beachtung und alle Komplimente, die mir geschenkt worden waren, rückgängig gemacht? Die konnten mich mal! Ich war glücklich, und diese eine MEINE Sache konnte mir niemand nehmen. Das hier hatte nur ich in der Hand. Ich entschied über Hungern oder Essen, ich entschied über das, was die Waage zeigte, und zwar unabhängig von meiner Umwelt, meinem nervlichen Zustand oder anderweitigen Einflüssen. Es gab nichts auf dieser Welt, was kontrollierbarer war als diese eine Sache, die ich noch nicht genau zu definieren vermochte.

Das Therapiegespräch begann, während meine Mutter im Wartezimmer saß.

Zuerst stellte mir die Therapeutin einige allgemeine Fragen, die kaum Reize in mir auslösten. Wie stand es um mein soziales Umfeld, meine Familie und mein Leben? Alles völlig normal. Sie versuchte, einen weichen Übergang zwischen allgemeinen Fragen und Fragen zu meinem Essverhalten zu finden. Haha. Nicht mit mir. Als ob ich mich manipulieren lassen würde! Niemand konnte genau das besser als ich und deshalb erkannte ich die Schnittstelle gut. Ich hatte ihren Plan sofort durchschaut und blockte ab. Einerseits belächelte ich ihren Versuch; andererseits sollte sie ihre Antworten bekommen, schließlich war es offensichtlich, dass ich mein Verhalten nicht mehr länger verbergen konnte. Außerdem hatte ich das Gefühl, zu dem stehen zu wollen, was mir gerade half. Da diese Frau bedeutungslos für mich war und die letzte Person war, die mein Verhalten ändern würde, beschloss ich, mich auf dieses Gespräch einzulassen. Sie fragte nach meinem Gewicht. Ich antwortete voller Stolz: „Endlich 56,7 Kilogramm". Danach folgten spezifischere Fragen zu meinem Essverhalten und ob ich denn den Willen besäße, mit der Gewichtsreduzierung

aufzuhören. Für mich gab es keinen ersichtlichen Grund aufzuhören. Und sie würde erst recht nichts daran ändern können. Das sprach ich auch genau so aus. Das Gespräch ging nicht länger als 45 Minuten. Es langweilte mich trotzdem, deshalb versuchte ich ständig zu provozieren. Im Nachhinein betrachtet war es relativ erfolglos. Sie ließ sich nicht provozieren, blieb sachlich. Und im Nachhinein würde ich behaupten, dass sie eine wirklich gute Psychotherapeutin ist.
Meine Mutter wurde später zu dem Gespräch hinzugezogen. Die Therapeutin zitierte mich nicht und gab nicht wortwörtlich wieder, was ich mitteilte. Dennoch sagte sie zu meiner Mutter: „Ihre Tochter leidet an einer fortschreitenden Anorexie.“

Anorexia nervosa beschreibt eine Störung im Essverhalten, bei der die Verminderung von Nahrung im Vordergrund steht. Menschen, die an einer Anorexie (Magersucht) leiden, hungern sich oft in einen lebensbedrohlichen Zustand. Es kommt oft zu gesundheitlichen Schäden wie Haarausfall, Sehschwäche und Unfruchtbarkeit. Außerdem treten mit der Anorexie häufig weitere psychische Erkrankungen (Komorbiditäten) auf wie Depressionen, Kontrollzwang, Angststörungen, Suizidalität und Persönlichkeitsstörungen, beispielsweise die Borderline-Persönlichkeits-störung. Eine Anorexie ist eine psychische Erkrankung, die im Kopf beginnt. Daher kann eine Anorexie schon lange vor Unterschreitung des Untergewichts vorliegen.

„Ich glaube nicht, dass eine ambulante Therapie ausreichen wird und ich würde diese auch nicht behandeln wollen und können. Ich würde gerne mit Ihrem Hausarzt Rücksprache halten, um eine geeignete Klinik für Ihre Tochter auszuwählen."

Das war doch nicht ihr Ernst! Klinik? Die sollten erst einmal eine Klinik finden, die mich mit rund 57 Kilogramm aufnahm. Ich musste fast schon wieder lachen, tat es aber nicht. Ich saß hier mit zwei Personen, die das alles ganz und gar nicht lustig fanden. Ich konnte Menschen schon immer sehr gut einschätzen. Es ist mein Talent: Ich kann nahezu perfekt die Emotionen und Gesichtsausdrücke selbst von fremden Menschen einordnen und verhalte mich dementsprechend. Das kann ein enormer Vorteil sein, wenn man Menschen für sich gewinnen möchte, doch ich wollte die Therapeutin gar nicht mehr für mich gewinnen. Wortlos verließen wir die Praxis. Auch die Rückfahrt verlief fast schweigend. Meine Mutter und ich besprachen lediglich ein paar unbedeutende Dinge, ganz unabhängig von dem, was da gerade passiert war. Ich wusste, dass in ihrem Kopf die

Gedanken der Therapeutin kreisten und dass sie gerne etwas dazu sagen wollte, doch sie wusste nicht was. Vielleicht dachte sie sich auch ganz einfach, dass es nichts ändern würde, und damit hatte sie vollkommen Recht.
Meine Gedanken kreisten ebenfalls ununterbrochen um diesen Termin. Ich wollte in keine Klinik, doch die Diagnose Anoxeria Nervosa beeindruckte mich irgendwie. Anscheinend gehörte ich jetzt doch zu dieser Gruppe. Ich hatte zwar meiner Meinung nach noch lange nicht das Idealgewicht für eine Magersüchtige, doch mein Verhalten implizierte genau das. Es schockierte mich in diesem Moment überhaupt nicht. Eher im Gegenteil: Es fühlte sich so an, als hätte die Therapeutin mir ein Kompliment gemacht. Ich war ab genau jetzt offiziell magersüchtig, und das war nun wirklich eine Diagnose, mit der man einiges rechtfertigen konnte. Dann war ich halt krank. Die Hauptsache war, dass sie mich alle in Ruhe ließen.

Schulfrei ohne Spaß

Wie zu erwarten besserte sich mein Essverhalten nicht. Ich nahm weiter ab und musste meinen Hausarzt ab sofort alle 1,5 bis 2 Wochen besuchen. Meine Eltern entschieden zusammen mit ihm, dass ich definitiv einen Klinikaufenthalt machen musste. Ich konnte immer noch nicht glauben, dass sie das wirklich ernst meinten. Die wollten mich ernsthaft einweisen!
Ich war zwar schlank, aber ich brauchte doch keine 24-Stunden-Betreuung! Davon war ich meiner Meinung nach noch Welten entfernt. Ich war doch nicht gestört!

Sie wählten keine klassische Psychiatrie, sondern eine Fachklinik für Essstörungen aus. Meine Eltern empfanden es als unangenehm mich in eine geschlossene Anstalt zu übergeben, in der Menschen mit ganz verschiedenen Problemen aufeinandertrafen. Für diese Fachklinik musste man sich „bewerben" und eine Wartezeit war nicht zu umgehen. Mein Hausarzt empfahl sie, denn er hatte dort mit anderen Patienten positive Erfahrungen gemacht.

Wartezeit. Das hörte sich doch gut an. Ich hatte noch genug Zeit um mit meiner neu gewonnen Krankheit allein zu sein und niemand würde mich daran hindern, weiter abzunehmen. Die Fragen der Ärzte, Freunde und Familie gingen an mir vorbei. Ich wollte keine Antworten mehr geben, ich wollte mich einfach nur diesem Abnehmwahn hingeben, der dafür sorgte, dass ich einigermaßen zufrieden mit mir war. Während meine Eltern Kontakt mit der Klinik und der Krankenkasse aufnahmen, zog ich mein Ding weiter durch. Sie hatten längst aufgehört mich unter Druck zu setzen. Ich sollte einfach nur in diese Klinik. Es stellte sich als schwierig heraus, in den nächsten Wochen dort aufgenommen zu werden. Die Klinik war voll und auf der Jugendstation gab es nur eine begrenzte Anzahl an Betten. Während es meine Eltern zunehmend stresste einen früheren Platz zu „ergattern", entspannte ich mich immer mehr nach jedem dieser Klinik-Telefonate. Es war aussichtslos in absehbarer Zeit dorthin zu kommen, egal wie sehr die Situation dramatisiert wurde. Ich beschloss vorerst nicht über diesen Aufenthalt nachzudenken. Die Zeit reichte aus, um gewichtsmäßig noch einiges zu erreichen und wer behauptete denn, dass diese Menschen dort mich wirklich dazu bringen würden, wieder kugelrund zu werden? Das Thema „Klinik“ schob ich vorerst einfach beiseite. Es war unumgehbar, aber nicht absehbar.

Langsam aber sicher wurde es Winter. Ich fror nicht nur aufgrund der Jahreszeit: Mein Körper hatte auch nichts mehr zum Verbrennen. Während ich nur noch über Nahrung und deren Inhaltsstoffe nachdenken konnte, gab es keine Zeit mehr für andere Beschäftigungen. Ich ging nicht mehr mit meinen Freunden aus, die sich sowieso langsam von mir entfernten. In der Schule schlief ich nun immer öfter ein, ich schminkte mich nicht mehr und wie ich auf andere wirkte, war mir jetzt vollkommen egal. Ich zog mehrere Schichten an (mindestens vier am Oberkörper), um die Kälte in meinem Klassenraum überhaupt ertragen zu können. Ich sprach wenig mit meinen Mitschülern und die Schule war kein Ort mehr, an dem ich mich gern zeigte. Ich wollte jeden Schultag nur noch so schnell wie möglich hinter mich bringen und danach schlafen.

Einige begannen, mich für merkwürdig zu halten, und ich wusste ganz genau, dass sie hinter meinem Rücken über mich sprachen. Mittlerweile konnte jeder über mich denken, was er wollte, es interessierte mich überhaupt nicht mehr. Meine Klassenkameraden mobbten mich nicht, dennoch hinterfragten sie ständig mein Verhalten, aber ich wollte keines dieser Gespräche führen. Sie nervten mich, und teilweise ignorierte ich sie sogar, wenn sie mich ansprachen. All diese Kontakte verloren ihren Wert und es gab keine Option, diesen Menschen wieder mehr Bedeutung zu geben. Sie waren einfach nur noch Ballast und anstrengend. Dafür hatte ich einfach keine Kraft mehr. Sie würden nie verstehen, wie wichtig Essverhalten sein konnte und ich ekelte mich davor, wie sie bedenkenlos Junkfood in den Mittagspausen in sich hineinschoben.

Auch alle meine Lehrer sprachen mich nacheinander an, zogen mich zum Einzelgespräch heran und wollten Informationen oder Erklärungen für mein Aussehen und Verhalten. Ich sagte, dass ich mich eben etwas verändert hätte, versicherte aber im selben Satz, dass alles in Ordnung sei. Sie sprachen auch davon meine Eltern kontaktieren zu wollen, doch ich erwiderte mit einem Lächeln, dass die bestens über mein Verhalten informiert seien. Das reichte fürs Erste. Denn trotz meiner Aufmerksamkeitsschwäche zeigte ich Glanzleistungen in der Schule. Ich war gut und ich würde es bleiben. Mehr hatte einen Lehrer doch auch nicht zu interessieren. Ich war anwesend, mündlich etwas ruhiger, doch es reichte locker. Meine Eltern zu kontaktieren wäre nur dann angemessen gewesen, wenn ich beispielsweise unter Alkohol oder anderen Drogen gestanden hätte. Doch niemand hier begriff, dass ich mittlerweile meine ganz eigene Droge gefunden hatte.

Wieder stand ein Hausarzttermin an. Ich war an diesem Tag emotional instabil und traurig und fühlte mich unfassbar schlapp. Es war unglaublich anstrengend geworden, einen Termin um 8 Uhr morgens wahrzunehmen. Das absolute Hoch in meinem Gefühlsleben hatte sich nun gedreht. Ich war mit meinen Kräften auf dem absteigenden Ast und das im Sturzflug. Nach dem Wiegen wurde ich wie immer nach meinem Befinden gefragt. Und plötzlich begann ich zu weinen. Mir war das alles zu viel. Immer nur Fragen, Fragen, Fragen. Und dann erzählte ich, wie es mir ging. Wie kalt und anstrengend es jeden Tag in der Schule war, dass ich mich nicht mehr konzentrieren und die Fragen meiner Mitschüler nicht mehr ertragen konnte. Ich wollte da einfach nicht mehr hin und ich war so unglaublich müde. Alles dort quälte mich. Die Schule war bislang der beste Part meines Tages gewesen, jetzt war er der schlimmste Teil. Ich schlitterte geradewegs in meine erste ernsthafte Depression. Schließlich schrieb mich der Arzt vorerst für die nächsten 2 Wochen krank. Er wollte mich nicht für einen längeren Zeitraum krankschreiben, da er hoffte, dass der Kontakt zu Mitschülern mich eventuell doch wieder auf eine andere Spur leiten könnte und ich mich dadurch möglicherweise entscheiden würde, mit dem Hungern aufzuhören. Es war zu diesem Zeitpunkt noch nicht voraussehbar, dass ich die Schule für mehr als ein halbes Jahr nicht mehr besuchen würde. Aber jetzt musste ich erst einmal nicht mehr dorthin. Das war das Wichtigste. Es war nicht nur die Erleichterung meine Freunde,

Mitschüler und Lehrer nicht mehr sehen zu müssen. Ich konnte meine Kraft und Konzentration jetzt endlich vollkommen in die Krankheit investieren. Genau das, wovor mein Hausarzt Angst hatte.

Ich hatte jetzt alle Zeit der Welt nur für meine Krankheit und die brauchte ich auch. Ich musste mich nicht mehr jeden Morgen quälen, um aus dem Bett zu kommen. Keine Fragen, keine Blicke, nur noch ich und die Magersucht. Ich war kraftlos und erschöpft, doch auch das war völlig gleichgültig. Die Kraft, die mir noch blieb, brauchte ich für die Krankheit, und zwar ausschließlich für sie. Ich bekam das Gefühl, dass ich nicht nur investiert hatte, die Krankheit gab mir auch etwas zurück, nämlich genau das, was ich jeden Tag auf der Waage sah. Die Krankheit war streng, aber treu. Es gab ganz klare Regeln: eine Kalorienzahl einzuhalten und Sport zu treiben. Die Krankheit erwartete Einsatz. Wenn ich stark genug war, die Kontrolle zu behalten, mich allen Kommentaren und Meinungen zu widersetzen, dann belohnte sie mich jeden Morgen auf meiner geliebten Waage. Ich glaube, genau so fühlt es sich an, unter harten Drogen zu stehen. Ich war durchweg traurig und litt, doch wenn die Waage eine geringere Zahl anzeigte, dann war es wie ein Rausch. Dann war ich glücklich und unbeschwert. Dann fühlte ich endlich wieder Leben in mir fließen. Und jeden Tag aufs Neue war mir klar: Es lohnte sich, alles Erdenkliche zu tun, um dieses Gefühl immer wieder zu erreichen.

Ich war süchtig nach Gewichtsverlust. Die Magersucht war jetzt nicht nur eine Krankheit, sie wurde meine allerbeste Freundin. Meine treuste Freundin, die mich bestrafte, wenn es sein musste, und die mir so viel mehr zurückgab, wenn ich es denn verdient hatte. Sie war keine Krankheit mehr, sondern ein Teil von mir. Ich gab ihr wie so viele Anorexiepatientinnen den Namen „Ana". Sie war nicht mehr distanziert von mir, sie war ein Teil meiner Persönlichkeit geworden, denn ich konnte sie ab sofort hören. Ihre Stimme war nicht immer im Vordergrund, doch wenn es darum ging etwas zu essen, dann war sie mehr als präsent. Ana leitete mich ab sofort durch meinen Tag und es fiel mir immer leichter mich dem Essen zu widersetzen.

Sobald meine Eltern mir auch nur irgendetwas Essbares vorsetzten, sagte diese Stimme in mir: „Du warst so stark. Du hast mich mit so viel Mühe für dich gewonnen, und ich werde dich niemals verlassen, wenn du jetzt auch stark für mich sein kannst." Ich war stark. Jeden verdammten Tag. Ana belohnte mich jeden Tag aufs Neue und ich enttäuschte sie kein einziges Mal in all den Wochen und Monaten. Zu groß war die Angst vor ihrem Zorn und ihren Worten, die mich tagelang leiden lassen würden.

Es war nicht nur so, dass ich immer schlanker wurde, mein Körper machte sich jetzt auf andere Art ernsthaft bemerkbar. Ich fror jeden Tag schlimmer und wärmte mich mit allem, was möglich war. Schichten von Kleidung, Decken und Wärmflaschen. Meine Periode blieb aus und ich konnte mir jetzt die Haare nicht mehr bürsten. Wenn ich das tat, dann konnte ich sie büschelweise von meinem Kopf ganz einfach abziehen. Ich verlor innerhalb weniger Wochen mehr als 2/3 meiner Haare. Im Grunde war es mir egal, wie ich aussah, doch als junge Frau die Haare zu verlieren, war wirklich nicht schön. Ich ließ mich deshalb

von meiner Mutter dazu überreden, eine Art Vitamindrink zu mir zu nehmen, damit der Haarausfall sich nicht verschlimmerte.
Es half nichts. Ich verwandelte mich in ein körperliches Wrack.

Meine Mutter stand mittlerweile jeden Tag neben mir auf der Waage und notierte mein Gewicht. Sie versuchte dabei möglichst neutral zu bleiben, doch es gelang ihr nicht immer. Hin und wieder versuchte sie einen Draht zu mir zu finden, um mir die Erkenntnis nahezubringen, dass dieses Abnehmen nicht so weiter gehen konnte und ich doch endlich etwas essen müsste. Diese Worte traten überhaupt nicht an mich heran. Ich hatte nur Augen für die Zahl auf der Waage und das Rauschgefühl ließ alles um mich herum vergessen. Ich wog unter 55 Kilogramm und hatte damit eines meiner größten Ziele erreicht. Hierfür ließ ich auch gerne ein paar Haare und Fingernägel gehen. Wenn ich diese Sachen nicht mehr mit mir herumtragen müsste, dann würde ich noch weniger wiegen und je länger ich darüber nachdachte, desto weniger schlimm fand ich es.

Nicht nur mein körperliches Befinden und Aussehen änderten sich zunehmend, sondern auch mein gesamtes krankhaftes Verhalten. Ich stand auf einer langen Warteliste der Klinik und würde vermutlich noch immer einige Wochen daheim verbringen, bevor sich alles ändern würde. Mit was verbringt man seine Zeit, wenn man nur noch zu Hause ist? Ich begann meiner Mutter zu helfen. Es war keine geringere Arbeit, als das Essen zuzubereiten. Ich bekochte meine Familie jeden Tag und das nicht gerade knapp. Die Gerichte bestanden aus sehr vielen Kalorien. Und genau das wollte ich auch. Sie bekamen alle reichlich auf ihren Teller. Ich genoss es immer wieder mit anzusehen, wie schwach sie waren.

Sie aßen es einfach. Ohne nachzufragen, was da eigentlich drin war. Unfassbar. Dabei achtete ich stets darauf, mit den Lebensmitteln nicht in Berührung zu kommen geschweige denn irgendetwas abzuschmecken. Ich durfte auf gar keinen Fall näher mit den Lebensmitteln in Berührung kommen, sie waren bedrohlich für mich. Ich wollte nicht nur keine Lebensmittel mehr berühren, ich wollte eigentlich überhaupt keine fremden Einflüsse mehr an meinen Körper lassen. Abgesehen von zwischenmenschlichen Dingen oder Nahrung konnte ich jetzt auch keine Bodylotion oder andere Dinge mehr an meinen Körper ertragen. Ich ekelte mich vor dem Fett und glaubte tatsächlich daran, dass Fett durch äußere Einflüsse (z.B. eincremen) etwas an meinem Gewicht ändern könnte, also durch meine Haut hindurchging und sich festsetzte. Ich war mir schon darüber im Klaren, dass Wasser mich nicht dick machen würde, doch auch Wasser trank ich ab 17 Uhr überhaupt nicht mehr. Das lag zum einen daran, dass ich ein möglichst „wahres" Gewicht auf der Waage sehen wollte, und zum anderen war Wasser eben doch etwas, das ich zu mir nahm. Und ich wollte keine Dinge mehr zu mir nehmen. Es gab nur eine Sache, mit der ich gut leben konnte: Kaugummi.

Ich wusste, dass es Kalorien verbrennt, wenn man stundenlang kaut. Ich begann, mir einen Vorrat aufzubauen, und hortete in meinem Zimmer mehr davon, als wahrscheinlich jeder normale Mensch in seinem ganzen Leben verzehrt. Ich kaute nun ununterbrochen

Kaugummi – natürlich zuckerfreien - und kaufte jeden Tag trotz meines „Lagers" mehr davon ein, als ich kauen konnte. Es wurde zu einem Zwang, immer und immer mehr davon zu kaufen. Außerdem entwickelte ich den Zwang, meine Vorräte abzuzählen. Und zwar jeden Tag mehrmals.

Wenn meine Schwester sich nun hin und wieder (und das kam wirklich selten vor!) ohne darüber nachzudenken einen Kaugummi aus diesen Vorräten nahm, rastete ich komplett aus. Sie brachte mein gesamtes Konzept durcheinander. Ich aß die Kaugummis in einer bestimmten Reihenfolge und diese musste streng eingehalten werden. Alles andere machte mich verrückt. Ich plante diese Reihenfolge für Wochen im Voraus. Wenn dieser Rhythmus also nun unterbrochen wurde, stresste mich das enorm. Mein Verhalten gegenüber meiner Schwester stand in keiner Relation zur Situation. Dennoch verhielt sie sich mir gegenüber ruhig. Sie versuchte dieses unangemessene Verhalten einfach zu ignorieren. Wahrscheinlich hatten ihr meine Eltern dazu geraten, in solchen Situationen gar nicht auf mich einzugehen.

Ich hatte keine Ahnung, was momentan im Leben meiner Schwester passierte, und wir sprachen auch nicht viel miteinander. Ich war nur an meiner Magersucht interessiert. Alles andere war einfach viel zu langweilig und oberflächlich. Da das niemand verstehen konnte, versuchte ich auch überhaupt nicht jemanden für meine Gedankenwelt zu begeistern.

Parallel zu diesen zwanghaften Verhaltensweisen kam noch etwas anderes hinzu. Ich begann mich auf eine gewisse Art und Weise zurückzuentwickeln. Ich fühlte mich allein und unverstanden und erinnerte mich immer öfter an eine Zeit in meiner Kindheit, in der ich mir über nichts Gedanken gemacht und ganz unbeschwert vor mich hingelebt hatte. Ich wollte dieses Gefühl zurückhaben. Ich brauchte es geradezu mich behütet, geborgen und klein zu fühlen. Kurzzeitig aus meinem jetzigen Leben fliehen zu können, von dem ich nicht genau wusste, was ich davon halten sollte. Mein Leben, das anstrengend war und ausschließlich von Konstrukten und Plänen geleitet wurde. Da ich mich zunehmend trauriger fühlte, versuchte

ich eine kurzzeitige Ablenkung zu finden.
Ich bat meine Mutter mit mir in ein Kaufhaus für Kinderspielsachen zu fahren. Ich wusste genau, was ich haben wollte: Kinderhörbücher und „Malen nach Zahlen“. Ich erinnerte mich daran, wie sehr ich diese Dinge in meiner Kindheit geliebt hatte, und war der Überzeugung, sie würden mir helfen. Wir kauften die Dinge, die ich haben wollte. Meine Eltern waren mittlerweile bereit, manches zu tun, damit ich mich einigermaßen wohl zu Hause fühlte. An den folgenden Tagen malte ich sehr viel, hörte die Hörbücher und begab mich zurück in eine Welt, in der ich ein kleines Mädchen war. Ich konnte mich endlich ablenken und mich noch einer anderen Sache als der Magersucht hingeben. Es beruhigte mich zu malen und dabei friedliche Geschichten zu hören, die nicht sonderlich wertend, nicht erwachsen und nicht anstrengend waren. Es holte mich heraus aus meinem innerlichen Gefängnis. Ich begann mich mehr und mehr in dieser Welt zu verlieren und wollte sie am liebsten nie wieder verlassen. Meine Eltern ließen mich machen, meine Schwester dagegen war deutlich irritiert, kommentierte aber nichts.

Am Ende der Woche kam ich eines Abends zu meinen Eltern ins Wohnzimmer. Das war ungewöhnlich. Normalerweise lag ich allein in meinem Bett, grübelte vor mich hin und mied Kontakt. Der Wunsch des Kindseins zog mich zu meinen Eltern.

Dann passierte etwas Wunderschönes. Es war, als hätten meine Eltern meine Gedanken gelesen. Mein Vater fragte mich, ob ich mich zu ihm auf die Couch legen wolle. Er ließ mich durch die Bewegung seiner Hand über meinen Kopf ganz ruhig werden. Wir lagen nebeneinander und sprachen nicht. Ich kannte es so aus meiner Kindheit. Es war vertraut, es war nah und familiär. Meine Mutter kam dazu. Ich setzte mich auf den Schoß meiner Eltern. Sie hielten mich wie ein Kleinkind, das verletzlich war und Schutz brauchte. Ich weinte so traurig wie nie zuvor und sie trösteten mich, ohne etwas zu sagen. Ich ließ es heraus, ich ließ es frei: diesen Druck und den ganzen Schmerz, all die Angst zu versagen, und das Wissen nicht mit dem Hungern aufhören zu können. Es überrollte mich. Sie akzeptierten mich und versuchten mir Verständnis für das, was ich tat, zu vermitteln. Das berührte mich sehr. Ich fühlte mich allein, aber dennoch merkte ich, dass sie mich liebten. Sie liebten mich auf eine Art, wie es nur Eltern können. Sie würden mich durch diese Zeit begleiten, egal wie schwer es werden würde. Sie würden mich nicht verlassen, egal wie ich mich verhalten würde. Diese Liebe war so bedingungslos.

Mein Vater trug stets ein Kreuz um den Hals, denn er war in einer sehr christlichen Familie aufgewachsen. Ich hatte ihn nie ohne dieses Kreuz gesehen und er war der Überzeugung, dass es ihm dabei half die richtigen Wege zu gehen und die falschen zu überwinden. An diesem Abend nahm er es zum ersten Mal ab. Er hängte es mir um und versprach, dass es mir während des Klinikaufenthalts Hilfe geben würde. Und es würde mich an uns erinnern. Es war eine emotionale Geste, die mich sehr rührte. Ich trug es von diesem Tag an durchgehend - außer auf der Waage.

Spargel- oder Hühnersuppe

Mein Gewicht sank mittlerweile langsamer. Ich nahm zwar weiter ab, doch es wurde immer schwieriger. Ich stand kurz davor die 50-kg-Grenze zu unterschreiten.

Die Arztbesuche wurden immer häufiger, da es durch den fortschreitenden Gewichtsverlust notwendig war, meine Blutwerte regelmäßig zu kontrollieren. Sie verschlechterten sich stetig und meine übrig gebliebenen Lebensmittel Gurke, Eisbergsalat, Brühe und Tütensuppe gaben nicht genügend Nähr- stoffe her, als dass man damit dauerhaft weiterleben konnte. Ich fror ununterbrochen, verlor weiterhin Haare und Fingernägel, und meine Darmaktivität stellte sich insoweit ein, dass ich die Toilette mittlerweile höchstens alle zwei Wochen benutzen konnte. Wenn wir das Haus für die Arztbesuche verließen, nahmen wir Decken und Wärmflaschen mit ins Auto. Diese Kälte war einfach unerträglich. Und sie kam nicht von draußen, sie kam von innen. Und genau deshalb wollte meine Mutter auch, dass ich zumindest einmal in der Woche an die frische Luft kam. Sie setzte mich regelmäßig auf unserer Terrasse auf einen Stuhl und wickelte mich in viele Decken ein. Es war schön das Tageslicht zu sehen und die Menschen zu beobachten, die auf dem Damm vor unserem Haus spazieren gingen. Länger als fünfzehn Minuten konnte ich es draußen aber nicht mehr aushalten.

Ich verbrachte die Tage damit Filme zu schauen, zu malen und Musik zu hören. Zwischendurch schlief ich immer wieder ein und nach dem „Essen“ begann ich so viele Liegestütze und Sit-ups wie möglich zu machen, um die zu mir genommenen Kalorien wieder zu verbrennen. Meine Eltern akzeptierten, dass ich nur noch wenige Lebensmittel zu mir nahm, doch meine Tütensuppen enthielten alles andere als Nährstoffe. Ich nahm ihr Angebot an, meine Großmutter die Suppen kochen zu lassen. In meine Auswahl kamen lediglich zwei Arten: Spargel- und Hühnersuppe. Diese würden das einzige Nahrungsmittel sein bis zu meinem Klinikaufenthalt. Meine Großmutter kochte riesige Mengen und ich wechselte die Suppen im Wochentakt. Meine Eltern und ich einigten uns zusätzlich darauf, dass ich jeden Tag einen ganzen Suppenteller leer essen würde und damit mein Tagesziel oder eher gesagt IHR Tagesziel erreichen würde. Ich konnte nicht dabei zusehen, wie meine Großmutter die Suppen zubereitete. Es hätte mich verrückt gemacht zu beobachten, wie sie ohne nachzudenken große Mengen an Lebensmitteln in einen Topf schüttete. Ich wusste, dass ich dann niemals etwas davon hätte essen können. Also führte ich mit mir selbst eine Art innerlichen Krieg: einfach zu verdrängen, wie meine Nahrung zubereitet wurde. Es fiel mir sehr schwer und fühlte sich wie eine Art Kontrollverlust an. Also beobachtete ich eine andere Sache sehr genau: Welche Menge meine Mutter jeden Tag in den Teller goss. Vor dem Mittagessen kam ich früh genug in die Küche, um nachzusehen, ob auch meine Mutter sich an unsere Abmachung hielt und mir nicht mehr als vereinbart auf den Teller schöpfte oder der Suppe andere Dinge hinzufügte. Am liebsten wäre es mir gewesen, die Suppe in einem Messbecher abzuwiegen und penibel darauf zu achten, dass jeden Tag genau der gleiche Anteil an Gemüsestückchen auf dem Teller lagen. Ich wusste, dass es meinen Eltern größere Sorgen machen würde, wenn ich nun anfinge, genau das zu verlangen. Daher beschloss ich, die Anzahl der Löffel sowie die Gemüseanteile, die ich aß, selbst bei jeder Mahlzeit mitzuzählen, damit ich sicher sein konnte, nicht unkontrolliert mehr zu essen als sonst.

Ich beobachtete und inspizierte meinen Teller vor jeder Mahlzeit genau. Heute war sie anders. Sie war dickflüssiger und durch das Erwärmen der Suppe hatte sich am Tellerrand eine Schicht von Fett abgesetzt. Ich fragte, ob die Suppe anders zubereitet worden war. Meine Eltern verneinten es. Ich aß den Teller leer und wurde gleichzeitig sehr nervös. Irgendetwas stimmte hier nicht, was mir die Waage in den nächsten zwei Tagen auch zeigte. Ich nahm 600 Gramm zu, obwohl ich keine größere Menge gegessen hatte und auch mein Sportprogramm ordnungsgemäß durchgezogen hatte.

Sie hatten mich hintergangen!!!

Die Suppe war verdickt und wahrscheinlich Butter oder ähnliche widerliche Dinge hinzugefügt worden, die ich ausdrücklich nicht mehr essen wollte. Ich hatte ihnen vertraut. Ich hatte sie in Eigenregie dieses Essen zubereiten lassen und mich auf meine Familie verlassen. Und jetzt warfen sie mich absichtlich zurück. Sie hatten sich nicht an unsere Abmachung gehalten. Mir wurde es jetzt wieder ganz klar: Ich konnte nur mir selbst trauen, ich konnte nur Ana trauen. Sie alle waren gegen uns, sie wollten uns auseinanderreißen. Ana tobte in meinem Kopf. Sie randalierte. Und wenn sie mir körperliche Schmerzen hätte zufügen können, dann hätte sie es getan. Sie schrie mich an, wie man nur so dumm sein konnte. Dass ich es doch gesehen hatte und mehr darüber hätte nachdenken müssen. Wie konnte ich jetzt das ganze Fett wieder abbauen und den Vertrauensverlust überwinden? Ich hatte Kopfschmerzen und dachte angestrengt darüber nach, was ich jetzt so schnell wie möglich tun müsste.

Ich hatte dem Deal der selbstgekochten Suppe zwar zugestimmt, doch wenn sie die Bedingungen veränderten, dann würde ich das jetzt auch tun. Ich reduzierte meine

Tagesportion eines Suppentellers auf einen Halben. Das hatten sie jetzt davon. Ich hatte verdammt nochmal wichtige Zeit verloren, in der ich hätte abnehmen können und das alles nur, weil ich so unachtsam war. Es war so wichtig, die Dinge kontrollierbar zu machen. Sie hatten doch alle keine Ahnung davon, wie sauer Ana war. Sie hatten keine Ahnung davon, wie mein Puls raste und auch nicht davon, dass ich mit einer Gewichtszunahme von 600 Gramm fast nicht weiterleben konnte und wollte. Meine Strategie ging auf und ich nahm in den darauffolgenden Tagen sehr viel mehr ab, als ich zugenommen hatte. Ich hatte mein Ziel vor Augen und wollte es unbedingt erreichen. Ich kämpfte damit wach zu bleiben, denn ich war permanent müde. Ich war so furchtbar erschöpft, doch das hatte ich verdammt nochmal verdient. Weil ich so unachtsam gewesen war. Ich hatte es verdient, dass es mir jetzt so schlecht ging, da war ich absolut sicher.

Eines Dienstagabends im Januar zitterte mein Körper wie unter Strom. Ich wusste, dass es gut war, zu zittern, denn so würde ich Kalorien verbrennen, doch konnte ich an diesem

Abend meine Finger und Zehen kaum noch spüren. Ich beschloss in die Badewanne zu gehen. Meine Eltern waren einverstanden, bestanden jedoch darauf, dass ich die Tür nicht abschloss, falls etwas passierte. Während ich mich auszog, betrachtete ich mich sehr genau im Spiegel. Ich war schon lange nicht mehr fett, das wusste ich ganz genau. Aber ich konnte einfach nicht mehr mit dem Hungern aufhören. Ich empfand meine kaum vorhandene Brust und meinen flachen Hintern etwas abstoßend, doch umso mehr liebte ich meine Rippenbögen und Beckenknochen. Sie stießen mittlerweile so weit hervor, dass ich morgens meine Beine nicht mehr spürte. Die Haut lag so eng über den Knochen, dass die Blutversorgung unterbrochen wurde. Doch ich wog 48,8 Kilogramm. Ich hatte es endlich unter die 50 geschafft und erfüllte mir damit einen meiner größten Wünsche. Das war ein guter Tag und Ana, die mich so sehr liebte, hatte mir dabei geholfen.

Ana, meine Freundin, die mich zwang zu leiden, damit ich mein Ziel erreichte. Sie würde mich nie verlassen. Niemals. Ihre

Stimme war heute so lieb und sanft wie die eines Engels, ich fühlte mich gut und die Schmerzen, Schwächeanfälle, Quälereien und ihre harten Worte waren vergessen.

Meine Mutter hatte mich schon länger nicht mehr komplett nackt gesehen und das sollte sie auch nicht. Ich wusste genau, dass sie sehr erschrecken würde beim Anblick meines mageren Körpers. Man konnte mir ansehen, dass ich keine fünfzig Kilogramm mehr wog. Man sah, dass ich mir Mühe gegeben hatte. Das hier gehörte nur mir, ich machte aus mir selbst dieses Kunstwerk, das noch lange nicht fertig gestellt war. Ich stieg in die Wanne und war überwältigt von der Wärme, die mich durchflutete. Das erste Mal seit Monaten war mir nicht mehr kalt. Ich schloss die Augen, aber wenige Sekunden später überkam mich Panik. Mir wurde schwindelig und mein Kreislauf versagte. Ich befürchtete bewusstlos zu werden, wenn ich jetzt nicht ganz schnell hier hinaus kam. In meinem Kopf begann sich alles zu drehen und es war wie ein Reflex nach meiner Mutter zu rufen. Ich hörte sie die Treppen hinaufrennen. Es war nicht nötig, irgendetwas zu sagen, anscheinend konnte man mir ansehen, dass ich fast das Bewusstsein verlor. Meine Mutter hob mich so leicht aus der Wanne, als wäre ich ein Kleinkind. Sie wickelte mich in ein Handtuch und setzte mich auf ihren Schoß. Ich weinte und schrie und sie tat das auch. Ich konnte nichts mehr allein tun ohne Hilfe in Anspruch nehmen zu müssen. Ich konnte nicht einmal mehr allein ein Bad nehmen. Und diese Erkenntnis erdrückte mich fast. Ich wollte nicht abhängig sein, ich wollte, dass alles allein schaffen. Das Einzige, was ich noch allein konnte, war hungern, sonst nichts mehr. Ich musste mir wenigstens das bewahren. Ich hörte ihre Worte, die sich verzweifelt immer wiederholten: „Oh Gott, wie dünn du bist." Ich begann wieder zu zittern, mir war so kalt. Sie zitterte auch, aber gewiss, nicht weil ihr kalt war, da war ich sicher.

Ich weiß nicht wie viel Zeit wir auf dem Badezimmerboden verbrachten, aber ich brauchte nichts anderes. Meine Mutter schaukelte mich in ihren Armen. Es dauerte eine Ewigkeit mich zu beruhigen, da meine Gedanken hin und her schossen. Ich brauchte die Magersucht, um weiterzumachen. Es ging einfach nicht mehr ohne. Doch ich wurde auch zunehmend depressiver. Ich weinte, fühlte mich verloren in einer Welt, in die ich offensichtlich nicht gehörte. Nichts auf dieser Welt konnte mich glücklich machen, bis auf mein sinkendes Körpergewicht. Doch das Hochgefühl auf der Waage war nur noch sehr kurz. Ich war nicht mehr Tage oder Stunden berauscht von dem Gefühl abzunehmen, es hielt nur einige Minuten an. Und den Rest des Tages quälte ich mich, zog mich zurück und gab mich Zwängen hin. Ich wusste nicht mehr, wie es auf Dauer weitergehen sollte. Ich fühlte mich wie mit Seilen eingeschnürt, die sich nicht aufbinden ließen. Ich weinte auch, weil ich mir bewusst wurde, dass die Magersucht mich eventuell für immer zu sich nehmen würde. Bis zum Ende würde ich es durchziehen wollen und meine Eltern müssten mit dem Verlust eines ihrer Kinder leben, wenn ich nicht mit dem Hungern aufhören würde. Ich bin nicht dumm. Ich wusste, dass das hier zwangsläufig zum Tod führen würde.

Doch das konnte ich meinen Eltern einfach nicht sagen.

Ich bin damit nicht allein

Auch meine Eltern bemerkten, dass mein psychisches Befinden immer schlechter wurde. Sie übten zunehmend mehr Druck auf die Klinik aus und ließen auch meinen Hausarzt immer öfter Kontakt zur Klinik aufnehmen, doch es war noch immer nicht absehbar, wann ich aufgenommen werden würde. Es gab offensichtlich mehr junge Menschen mit demselben Schicksal als von meinen Eltern angenommen. Die Klinik beteuerte, dass alle Betten restlos ausgebucht waren, doch dass das nächste freie Bett mir gehöre. Das Problem war nur, dass die Patienten dort nicht nur 2 bis 3 Wochen verbrachten, sondern Monate.

Die weiteren Tage verliefen alle gleich. Nicht die Tage, die Wochen.

Ich kenne die beste Freundin meiner Mutter, seitdem ich denken kann. Ihr Sohn und ich gingen gemeinsam in den Kindergarten und schlossen die erste Freundschaft, an die ich mich erinnern kann. Was ich jedoch nie wusste, dass auch seine Mutter unter derselben Essstörung gelitten hatte wie ich nun. Sie bot an, mit mir über all das zu sprechen. Als ich das hörte, war es wie ein Segen für mich. Endlich gab es eine Person, die mich vielleicht verstehen konnte. Die eventuell erahnte, wie verloren, einsam und kalt ich mich in unserer Gesellschaft fühlte. Wie verloren und unverstanden. Das konnte ja nur jemand verstehen, der dieselbe „Liebe" geteilt hatte.

Sie würde mich nicht verurteilen, sie schien meine einzige Verbündete werden zu können. Allein durch diese Information fühlte ich mich ihr näher verbunden denn je. Ich stimmte einem Treffen mit Ute zu und wir vereinbarten einen Termin in der folgenden Woche. So etwas hatte ich schon ewig nicht mehr gehabt. Ein freiwilliges Treffen, das von meinem Tagesplan abwich und auf das ich mich sogar freute. Meine Mutter setzte mich vor Utes Haustür ab. Ich sollte anrufen, wenn ich wieder abgeholt werden wollte. Es war eine seltsame Situation. Ich betrat ein Haus, das ich zuvor schon hunderte Male betreten hatte. Ich kannte auch Ute gut, aber das hier war eine ganz neue Sache. Wir begegneten uns anders als sonst. Nicht als Freunde, sondern als Menschen, die dieselbe Krankheit und Liebe geteilt hatten. Hier gab es jemanden, der mich verstehen konnte. Bei dem ich keine Angst haben musste, sie mit meiner Ehrlichkeit verletzen zu können.

Wir setzten uns auf die Couch und tranken Wasser, während ich mich dazu zwang meinen Gefühlen Ausdruck zu geben. Wow, es fiel mir erstaunlich schwer, zu erklären, was ich fühlte. Doch ich wollte es unbedingt versuchen. Die Atmosphäre war entspannt und ich fühlte mich wohl, denn mir wurde Essen gar nicht erst angeboten, sondern nur ein Glas Wasser hingestellt. Kein Druck, keine Unannehmlichkeiten oder Unverständnis.
Während ich mich selbst sprechen hörte, wurde ich mir über einige Dinge klar. Ute nickte nur dazu. Ich empfand mich selbst fast wie eine Fremde, weil ich niemals darüber gesprochen hatte. Ich wusste nicht genau, welchen Grund diese Krankheit hatte. Und ich wusste auch nicht, warum ich anders nicht mehr glücklich sein konnte. Aber ich wusste, wie ich mich fühlte. Dass ich mich trotz der ganzen Liebe, die mir meine Familie

entgegenbrachte, verlassen und einsam fühlte. Dass ich die Kontrolle über mein Essverhalten hatte und dies meine oberste Priorität war. Ich musste Ute nicht vermitteln, dass ich krank war oder dass es nicht schön für mich wäre weiter abzunehmen. Ich liebte die Magersucht. Mehr als alles andere. Nachdem sie mir zugehört hatte, begann sie von ihren Erfahrungen zu erzählen. Ich fand mich in so vielen Dingen selbst wieder.

Im Essverhalten, Gefühlsleben und der Wahrnehmung meiner Umwelt. Über das Gefühl, vollkommen wehrlos zu sein und es wie einen Segen und Fluch gleichzeitig zu erleben. Wie wichtig und mächtig Ana war und wie sie alles andere in den Hintergrund treten ließ. Ute erzählte aber auch von der Überwindung der Krankheit. Sie erzählte, wie sie an einem kalten Wintertag in einem Cabrio mit offenem Deck fuhr und das Leben in sich fließen spürte. Ein lebensveränderndes Gefühl, das sie daran erinnerte, wie schön es war wirklich zu leben und das für sie den Bruchpunkt zwischen Krankheit und Lebenswillen bedeutete.

Es interessierte mich, doch ich konnte mir nicht vorstellen, dass ich diesen Punkt jemals erreichen würde. Ich hatte weder die Energie, mein Verhalten zu ändern, noch wollte ich es. Ich war bereit noch viel mehr für die Krankheit aufzugeben als bisher. Ich war bereit, alles aufzugeben. Trotz allem bedeutete mir dieser Nachmittag sehr viel. Ich habe es Ute nie gesagt, doch an diesem Nachmittag fühlte ich mich das erste Mal seit Monaten nicht verloren in dieser Welt. Auch wenn sie der einzige Mensch auf dieser Welt gewesen wäre: Es war Balsam für meine Seele jemanden zu treffen, der mich wirklich verstand, selbst wenn es nur für ein paar Stunden war. Es gab nicht nur mich mit all diesen Gefühlen, auch andere mit denselben Gefühlen.

An diesem Tag schenkte Ute mir Energie und Kraft, die sich in keine Richtung bewegte. Sie bewegte mich nicht dazu weiterzumachen, aber auch nicht mit dem Hungern aufzuhören. Sie bewegte mich dazu mich selbst anzunehmen. Mit mir selbst eine Art Frieden zu schließen. Wenn man die Magersucht versteht, dann weiß man, dass es keinen Sinn macht, jemanden von einer Richtung zu überzeugen. Die Magersucht entscheidet über den Weg. Das waren Worte, die nicht an mir abprallten. Das waren Worte, die mich erreichten, denn sie waren nicht wertend.

(Ute, ich danke Dir für dein Vertrauen. Für deine Offenheit, Ehrlichkeit und dein Verständnis. Vor allem aber danke ich dir dafür, dass ich mich nach so vielen Monaten das erste Mal nicht allein gefühlt habe und dass ich mich von jemandem verstanden fühlte, denn wirklich verstehen kann es nur jemand, der dieselbe Liebe geteilt hat.)

Der verfluchte Blog

In den Tagen nach dem Treffen mit Ute dachte ich oft daran, dass es ja offensichtlich noch andere Menschen gibt, die genau dasselbe wie mich bewegt. Am liebsten hätte ich noch viel mehr gesprochen, doch es wäre in meinen Augen ein Schrei nach Hilfe gewesen, nach weiteren Treffen zu fragen. Ich ließ es bleiben, obwohl Ute mir anbot jederzeit ein offenes Ohr für mich zu haben. Ich dachte darüber nach, wie es sich wohl anfühlen würde, wenn ich meine Gefühle ganz anonym offenbaren würde. Ich setzte mich an meinen Laptop und begann im Internet zu surfen. Sehr schnell stieß ich auf sogenannte „Pro Ana"-Seiten, auf denen ausdrücklich stand: „Dies ist eine Pro Ana-Seite".

„Pro Ana" beschreibt die Verherrlichung der Magersucht. „Ana" wird hier nicht als eine Erkrankung wahrgenommen, sondern als ein Ziel. Bei der Bulimie wird sie „Mia" genannt. In sogenannten Pro Ana-Foren wird dazu animiert, das krankhafte Verhalten zu radikalisieren. Hierbei wird ein gefährliches Wir-Gefühl aktiviert, das erwünschtes Verhalten belohnt und unerwünschtes extrem bestraft. Der Hauptsinn besteht darin, die Genesung der Magersucht zu verhindern. Des Weiteren herrschen in diesen sozialen Foren extrem strenge Gesetze und Regeln, die mit massivem Druck durchgesetzt werden.

„Wir möchten keine Hater und auch keine negativen Kommentare. Diese Seite ist ausschließlich für Magersüchtige." Das hier war mein Ding!

Ich konnte das soziale Netz einmal mehr zu meinem Vorteil nutzen, nur anders. Ich begann sehr viel zu lesen. Ich las hunderte Internetblogs essgestörter Mädchen, die ihre Seiten fast alle gleich aufbauten: Eine Hauptseite, auf der ihr Alltag geschildert wurde, eine Seite mit dem Gewichtsverlauf, eine mit den Lebensmitteln, die sie zu sich nahmen und eine mit „Thinspos", also mit

Bildern von Magersüchtigen, die man verehrte.
Sogenannte „Ziele" und „Ermutigungen", denen man nacheifern möchte, um so zu werden wie diese.

Jetzt beging ich einen meiner größten Fehler.

Ich eröffnete meinen ersten eigenen „Pro Ana"-Blog. Ich beschloss, keine Bilder von meinem Körper oder meinem Gesicht zu veröffentlichen, da ich zu viel Angst davor hatte, jemand aus meinem Dorf könnte aufmerksam werden und die Sache auffliegen lassen. Das würde dann in der Schule herumgehen, sie würden sich die Mäuler zerreißen und früher oder später würden die Texte auch an meine Eltern weitergeleitet werden. Das wollte ich unter keinen Umständen. Auf meinem Laptop öffnete sich ein Fenster: „Wie möchtest du deinen Blog nennen?" Ich überlegte nicht lange. Ich nannte ihn „Abenteuerland". Die Anorexie war das größte und spannendste Abenteuer meines gesamten Lebens. Dieser Blog sollte ein Abenteuer sein. Ich abonnierte meine favorisierten kranken Mädels und schrieb meinen ersten Eintrag. Er zog sich etwas hin, doch im Ganzen war ich zufrieden. Es war viel einfacher zu schreiben, als zu sprechen. Ich schrieb, was ich wollte und egal wie krank es sich anhörte, hier im Netz war ich anonym und eine von tausenden. Ich trug jeden Tag säuberlich die zu mir genommenen Kalorien und mein Gewicht ein und schrieb seitenlang Berichte über mein Gefühlsleben. Der Blog ging durch die Decke.

Nur wenige Tage später hatte ich tausende Abonnenten. Sie lasen meine Beiträge und kommentierten fleißig. Allerdings ging es hier nicht darum, die Essstörung zu bekämpfen. Sie pushten mich, niemals damit aufzuhören. Ich wachte auf, checkte die Kommentare und hatte endlich wieder Motivation richtig Gas zu geben. Ich hatte eine ganz klare Konkurrenz. Ich konnte beobachten, wer wann wie viel abgenommen hatte, wer was gegessen hatte und wie die Mädchen mittlerweile aussahen. Oft las ich über Rückfälle, über Fressattacken und Erbrechen und das tagelange Leiden danach. Es machte mich stolz, dass ich niemals einen Rückfall zugelassen hatte und niemals zulassen würde, also dieses

schreckliche Leiden niemals erleben müsste. Es beglückte mich zu sehen, dass es so viele schwache Magersüchtige gab. Ich war die Beste. Ich war die Stärkste.
Ich war unaufhaltsam. Ich hatte endlich die absolute Kontrolle. Genau damit erklärte ich mir auch, dass ich nach nur wenigen Wochen schon einige tausend Follower hatte.
Die Menschen hier bewunderten mich, waren neidisch, wollten Tipps, und ich entwickelte mich zu ihrem Vorbild.

Sie begannen, näheren Kontakt zu mir zu suchen. Ich wurde in diverse exklusive Pro Ana-Whatsappgruppen eingeladen, die wöchentlich neue Hunger-Challenges starteten. Der Admin der Gruppe setzte Ziele und Regeln und trieb die Challenge voran. Es ging meistens darum, wer es schaffte am wenigsten zu essen oder zu trinken. Hin und wieder ging es auch um Themen wie Selbstverletzung oder Suizidversuche.
Wer teilnahm, musste mehrmals täglich sein Gewicht, ein Foto von sich oder was er gerade machte in die Gruppe posten. Das alles wurde fleißig kommentiert, gepusht und an jede mögliche Grenze getrieben. Die

Regeln und Grenzen waren hier genauso streng wie Ana selbst. Wer nicht teilnahm, wurde verstoßen, ausgegrenzt oder zutiefst in seinem Selbstwert verletzt und beleidigt. Und danach wurde derjenige aus der Gruppe entfernt, ohne dass sich jemals wieder jemand bei ihm meldete. Das wurde sogar verboten: Es war nicht erstrebenswert mit jemandem in Kontakt zu stehen, der nicht stark genug war, Ana zu folgen und genug Selbstbeherrschung besaß, um Ana zu verdienen. Ich bin fast sicher, dass sich einige Gruppenmitglieder das Leben nahmen allein aufgrund dieses unfassbaren Drucks der Mitstreiterinnen.

Ich selbst war nie ein Admin einer Gruppe, ich habe nie jemanden fertig gemacht oder weiter gepusht.
Ich habe nie die Verantwortung für ein anderes Leben übernehmen wollen. Doch eins habe ich getan: Ich habe mitgemacht. Ich habe an jeder Challenge teilgenommen, ich habe jede gewonnen. Ich habe stets getan, was von mir verlangt wurde und mich gut gefühlt, wenn sie mir danach sagten, wie sehr sie mich bewundern und lieben.

Dass, wenn überhaupt, nur ich es verdient hätte, mich frei wie ein Vogel zu fühlen.
Wir wurden animiert durchzuhalten, zu hungern und uns unserer Umwelt zu widersetzen. Ich baute mir ein Umfeld aus ausschließlich magersüchtigen, kranken Menschen auf. Meine Wahrnehmung war zunehmend verzerrt. Ich nahm die realen Menschen in meinem Leben nicht mehr wahr, ich zählte nur noch auf meine neuen Kontakte, die ich niemals persönlich getroffen hatte. Doch ich glaubte fest daran, dass sie mich verstanden. Sie waren wie eine Familie. Sie beteuerten ihre grenzenlose Liebe und Beachtung für das, was ich tat. Dass ich stets das Richtige tat und niemals damit aufhören dürfte, denn die Magersucht würde mich endlich zu einem ganz besonderen Menschen machen. Eine Familie, die sich gegenseitig unterstützte und pushte, doch gleichzeitig wortwörtlich in den Tod trieb.

(Dieses Kapitel richtet sich an jeden Pro Ana-Blogger, jeden Admin einer Whatsappgruppe und jedem in den sozialen Netzwerken, der mich sterben sehen wollte. Ihr habt mich in meiner allerschwierigsten Zeit gepackt, der Zeit, in der ich am schwächsten und anfälligsten war. Ihr habt mich noch tiefer in die Magersucht getrieben, ihr habt mich dafür verehrt, dass ich mich selbst zerstörte. Ihr habt versucht, mich von meiner Familie zu entfernen. Ihr habt mir jeden Tag erzählt, dass ich niemals frei sein würde, wenn ich sie weiterhin so sehr lieben und schützen würde wie die Krankheit. Dass es nur die Krankheit gäbe und dass niemals etwas darüber stehen dürfe. Ihr habt mir gepredigt, dass ich diejenige wäre, die das Potential hätte, „es zu schaffen". Was sollte ich schaffen? Zu sterben? Meine Freunde und Familie in großer Trauer zu hinterlassen? Für eine Krankheit zu sterben? Ich weiß selbst nicht genau, was dieser immer wiederkehrende Satz bedeuten sollte.

Das, was ihr gemacht habt und eventuell immer noch macht, ist emotionale Misshandlung. Es ist in Ordnung unzufrieden mit dem eigenen Leben zu sein. Es ist okay, zu leiden und es nicht zu schaffen, diese Sucht loszulassen. Doch es ist nicht in Ordnung Menschen dafür abzustrafen, wenn sie einen Ausweg aus dieser Krankheit suchen. Es ist nicht in Ordnung Menschen in ihrer

schwierigsten Zeit zu benutzen, zu instrumentalisieren und sie zu demütigen.
Ich bin heute fest davon überzeugt, dass nicht jeder Admin einer Gruppe selbst wirklich essgestört war. Hinter den vermeintlichen großen „Magersüchtigen" befanden sich unter anderem Menschen, die extrem unglücklich mit ihrem Leben waren und sich daran erfreuten, jungen Frauen dabei zuzusehen, wie sie ihr Leben ruinieren.

Und auch, wenn ich grundsätzlich niemandem etwas Schlechtes wünschen möchte, hoffe ich, dass sich diese Menschen irgendwann daran erinnern und sich dafür schämen, dass sie mir sagten, ich könnte nur ein guter und besonderer Mensch sein, wenn ich für Ana sterben würde.)

Der Blog verbreitete sich in einer Schnelligkeit, die ich nicht mehr überblickte. Ich war froh, mich austauschen zu können und gleichzeitig schockiert darüber, wie viele Menschen meine Gefühle und Emotionen in diesem Moment teilten. Meine Abonnenten vermehrten sich täglich und hinterließen ellenlange Kommentare. Ich schlief immer schlechter und machte mir zunehmend Gedanken über dieses Projekt, das ich in Gang gesetzt hatte. Doch das konnte ich jetzt nicht mehr ändern. Ich hatte im Gegensatz zu meinem realen Umfeld hier eine Welt erschaffen, in der ich verehrt wurde für das, was ich tat. Trotz aller Zweifel und Gedanken darüber machte ich damit weiter.

Dieses Kapitel erzählt das maximale Ausmaß meiner kranken Wünsche, Träume und Visionen.

In dieser einen Nacht wusste ich nicht einmal genau, was ich geträumt hatte. Ich wusste nur, dass es sich wieder einmal um Gewicht und Nahrungsmittel drehte. Um die Panik, die

Kontrolle über mein Verhalten zu verlieren. Ich wachte auf, schwitzte und zitterte am ganzen Körper. Ich fühlte mich verloren, eingeengt und unverstanden. Es fühlte sich an, als würde die Krankheit mich gefangen halten. Sie hielt mich fest in meinem eigenen Körper. Ana brachte nicht nur Freiheit und Liebe: Sie brachte in gleichem Ausmaß Beklemmung. Mich überkam der Drang, mich auszuziehen. Wollte es loswerden. Ablegen. In diesem Moment überwältigte mich das große Verlangen einen Moment völlig frei zu sein und aus dieser ganzen Welt heraustreten zu können.

Ich zog alles aus, was ich trug, und versuchte zu atmen. Ich konnte nicht atmen. Warum fiel mir das so schwer? Ich hatte fast das Gefühl, an meiner geliebten Ana zu ersticken. Sie ließ mir keinen Freiraum mehr. Ich war ein Opfer meiner selbst. Ich war nackt und riss das Fenster auf. Ich versuchte die kalte Dezemberluft einzuatmen, und spürte, wie kalt sie war. Mir war immer kalt, doch jetzt brauchte ich sehr viel mehr Kälte, um mich lebendig zu fühlen. Ich fühlte mich tot, verloren. Ich schlich mich aus meinem Zimmer hinunter zur Haustür, schloss sie auf, nahm den Schlüssel mit und ging hinaus in die Nacht. Es war 2:15 Uhr. Ich verließ unsere Straße, folgte einem Weg am Schwimmbad entlang, der zu einem Wald führte. Dort wollte ich hin. Ich betrat den Wald, überall lag Schnee. Ich ging einige Meter weiter in den Wald hinein und setzte mich am Wegesrand in den Schnee. Ich saß splitternackt in diesem Wald und häufte immer mehr Schnee auf mich. Ich fühlte mich so tot, so leblos. Als wäre mein Körper eine Hülle, die nicht zu dieser Welt gehörte. Ich fühlte mich so allein wie nie zuvor. Ich musste doch noch irgendetwas spüren in mir. Ein Fußgänger mit seinem Hund war deutlich erschrocken, als er mich sah, unternahm jedoch nichts und folgte dem Weg in schnellen Schritten. Verständlich. Nicht nur Schnee und Wald waren kalt, mein Blick und meine Person waren es ebenfalls.

Der Blick, mit dem ich ihn musterte, war eisig. Ich überhäufte mich mit Kälte, bis es unerträglich weh tat. Bis ich meine Finger und Beine kaum noch spürte. Doch das alles reichte einfach nicht aus, um den Druck in mir zu mildern. Ich war so müde und dachte darüber nach, hier einzuschlafen. Wenn ich das jetzt tat, dann würde ich morgen sicherlich tot sein. Dann würde das alles vorbei sein.

Die Träume, die Gedanken, die Verlorenheit fühlen und all die Dinge, aus denen ich mich einfach nicht mehr selbst befreien konnte. Ich sah aus wie ein Zombie. Verhungert, verstört und emotionslos. Meine Familie konnte mich nur noch lieben, weil ich ein Teil von ihnen war. Niemand konnte so jemanden wie mich lieben. Ich spürte so intensiv, dass das Leben nichts für mich war. Dass ich hier einfach nicht hierher gehörte, und niemand verstand, was ich fühlte. Dass die Menschen im Netz und auf meinem Blog nur darauf warteten, dass nie wieder eine Reaktion von mir kam und sie mich dafür anbeten würden, dass ich es „geschafft" hätte. Doch das konnte ich meiner Familie einfach nicht antun. Jetzt noch nicht. Sie hatten noch so viel Hoffnung. Sie liebten mich und versuchten alles Erdenkliche dafür zu tun, dass ich zurück in ein glückliches Leben fand. Ihre Hoffnung musste erst schwinden. Aber es schien, als wären sie unerschütterlich. Als würden sie nicht erkennen wollen, dass ich nicht mehr wollte. Dass sie mich besser loslassen sollten. Dass wir uns vielleicht unter anderen Umständen wiedertreffen würden. Dass der Druck, die Werte und die Anerkennung unserer Gesellschaft nichts waren, mit dem ich würde weiter leben wollen. Sie begriffen nicht, wie gleichgültig mir die ganze Welt geworden war. Dass ich bereit war, jeden Menschen für die Magersucht zu opfern. Dass ich bereit, war, mich selbst für diese Krankheit herzugeben, und es nichts mehr außer der Magersucht gab, was meinem Leben Sinn gab. Hier und jetzt stand ich an dem Punkt, an dem mir mein Leben gleichgültig war. An dem ich bereit war, zu gehen. Völlig egal wie viel Schmerz, Frust und Trauer ich hinterlassen würde. Ich war so egoistisch geworden, dass mir nichts und niemand mehr etwas bedeutete. Ich glaubte niemandem mehr und sah keinen Grund weiterzuleben, denn ich hatte keine Gefühle mehr in mir. Ich hatte vor rein gar nichts mehr Angst. Nicht einmal davor mit 16 Jahren allein nachts in einem verschneiten Wald zu sitzen.

Irgendwann - keine Ahnung, ob es Minuten oder Stunden waren - ging ich trotzdem zurück, schloss die Tür wieder ab, zog meinen Schlafanzug an, legte mich ins Bett und versuchte nicht mehr darüber nachzudenken, dass nur der Schmerz des Schnees mich einigermaßen lebendig fühlen ließ.
Ich versuchte daran zu denken, welchen Schaden ich in meiner Familie anrichten würde, wenn ich mich jetzt von allem frei machen und einfach sterben würde. Wenn ich mich einfach aus allem herausziehen würde.

In dieser Nacht glaubte ich zum ersten Mal eine Psychopathin zu sein. Ich folgte einem schmerzhaften Drang, ohne Rücksicht darauf, was andere darüber dachten oder wie viel Angst sie vor mir hatten. Ich setzte mich nackt und vollkommen unterernährt in den Schnee eines Waldes, um irgendein Gefühl zu verspüren, auch wenn es Schmerz war. Ich machte nichts, ich sprach nicht, ich zuckte nicht, ich wollte nur Schmerz spüren. Und ich spürte keine Reaktionen und Emotionen anderer Menschen. Ist es nicht genau das, was einen angsteinflößenden Menschen ausmacht? Die vollkommene Gleichgültigkeit anderen Menschen gegenüber? In dieser Nacht fragte ich mich auch, ob ich eine Gefahr für andere darstellen könnte. Ich beantwortete sie relativ schnell mit „Nein". Ich wollte meinem Leiden ein Ende setzen, aber nicht dem Leben anderer. Ich wollte nicht, dass es anderen Menschen schlecht ging.

Ich erfreute mich mittlerweile sogar daran, dass die anderen Menschen in dieser oberflächlichen, lächerlichen Welt zufrieden sind. Dass sie jeden Morgen aufstehen und für nichts arbeiten, sich in ihrem Hamsterrad Tag für Tag drehen. Dass so viele sich unglaublich abmühen, um über die Runden zu kommen, während Ungerechtigkeit, Missgunst und Unzufriedenheit unter den Mitmenschen immer deutlicher zu spüren ist. Dass alle immerzu danach streben mehr zu sein, mehr zu erreichen, und das ihr einziger Lebensinhalt ist, immer mindestens genau das zu erreichen, was andere haben. Und wenn all diese Menschen irgendwann ihre Ziele erreichen, dann merken sie, dass sie nur die Großen in ihrer kleinen Welt sind. Und dass es doch noch viel Größere gibt. Menschen setzen sich Ziele und merken beim Erreichen dieser Ziele, dass es nie das ist, was sie wollten. Dass es sich überhaupt nicht um den Lebensstandard oder die Normen unserer Gesellschaft dreht. Dass Anerkennung allein niemals wirklich glücklich macht. Am Ende ist man damit allein, maximal zu zweit. Die Dinge, die uns wirklich glücklich machen, sind die Dinge, die wir lieben, nicht die, die wir durch Handlungen erreichen, die wir gar nicht eigenständig vollbringen wollten. Jeder schaut nur bis vor die eigene Haustür und erledigt Dinge, weil diese nun mal gemacht werden müssen oder weil es sich so gehört, aber nicht, weil sie es wirklich wollen.

Im Grunde war es so simpel zu erkennen. Wir kamen auf diese Welt, um irgendetwas zu erreichen, das gesellschaftlich angesehen ist. Ein tolles Abitur, ein Studium und einen Job, der das Geld bringt, um sich Standards zu erkaufen. Jeder in meiner Welt nahm sich unwahrscheinlich ernst. Als wäre jeder so besonders und verändernd in dieser Welt. Fast so besonders, als würde es die Welt verändern. Das ist Schwachsinn.

Ja, Menschen verändern die Welt, aber mit Sicherheit nicht zum Guten. Wir sind egoistisch und selbstbezogen. Wir suchen nach den Dingen, die uns ein erfülltes Leben bringen, ohne wirklich über unseren Tellerrand zu schauen. Und fragen uns am Ende: Warum bin ich nicht glücklich, obwohl ich alles habe, was alle wollen?

Wahre Liebe stellt keine Bedingungen oder Anforderungen. Ich liebte Ana, obwohl sie Bedingungen und Anforderungen stellte. Aber Ana war auch keine Person, sie war ein Teil meiner selbst. Also sah ich mich wie eine Art Rebell. Mich erfüllte schon lange kein gesellschaftliches Ansehen mehr. Mir war schon lange egal, was andere über mich dachten oder sprachen. Und wir Menschen haben keinen freien Willen: Jeder Mensch, der etwas wirklich liebt oder hasst, gibt jedem Impuls nach, als wäre er fremdgesteuert.

Ich rebellierte gegen unsere gesellschaftlichen Normen, gegen normale Wege, langweilige Ziele und spießige Lebensweisen. Ich rebellierte für Dinge, die aus dem Herz kamen, nicht aus dem Kopf. Das Leben, das in meiner Gesellschaft anerkannt und normal war, reizte mich nicht. Ich stand zu dem, was ich liebte. Etwas, für das ich bereit war, mich vollkommen zu opfern. Ich liebte Ana bedingungslos. Ich hatte etwas gefunden, das so sicher, so kontrollierbar war. Etwas, das mich erst dann verlassen würde, wenn ich es selbst verlassen würde oder wenn ich starb. Und das war das Gefühl der maximalen Kontrolle. Ich hatte etwas, das vollkommen für mich da war und mittlerweile sogar ein Teil von mir geworden war.

Ich erzählte weder meinen Eltern und meiner Familie noch später in der Klinik irgendjemandem von dieser Nacht. Es war zu verstörend, zu krank und zu erschreckend, wenn ich erzählt hätte, dass ich wie eine Schneekönigin in diesem Schnee hatte sterben wollen.

Magersüchtige in Deutschland: In Deutschland leiden 5 Millionen Menschen unter einer Essstörung. 3,7 Millionen der Erkrankten leiden unter einem lebensgefährlichen Untergewicht und 100.000 von ihnen haben Magersucht. Die Zahl der Magersüchtigen in Deutschland hat sich in den letzten 10 Jahren verdreifacht. Ganze 10% der Magersüchtigen sterben an dieser Erkrankung und 30% sind chronisch erkrankt. Sie werden an dieser Krankheit ein Leben lang leiden. Frauen erkranken sehr viel häufiger an einer Anorexie als Männer.

Die Seifenblase

Ich war sicher, am Ende angelangt zu sein. Manchmal möchte man Dinge bis zum Ende ausreizen, manchmal möchte man bis ans Ende gehen. Das Ende war da. Ich dachte immer, dass man nie so genau weiß, wann dieser gewisse Punkt erreicht ist. Doch jetzt wusste ich es. Es war wie eine Erleuchtung. Meine Magersucht begann mit einem extremen Hoch. Das Tief danach kam genauso schnell wie das Hoch. Ich versank in Depressionen und Trauer. Diese Phase dauerte sehr viel länger als das Hoch. Doch ich befand mich nicht mehr in dieser Phase. Ich war nicht traurig, ich weinte nicht und Emotionen wurden mir fremd. Jetzt war ich in der dritten Phase. Der allerletzten Phase. In mir stellte sich absolute Gleichgültigkeit ein. Ob ich lebte oder starb, machte keinen Unterschied mehr. Ich befasste mich mit dem Gedanken, ob meine Familie meinen Verlust verkraften würde. Sie waren die Einzigen, über die ich mir noch Gedanken machte. In meinem Freundeskreis würden alle kurzzeitig erschüttert sein und ihr Mitgefühl und tiefe Freundschaft mitteilen, doch das war nur

Unaufrichtigkeit. Sie würden mich nach einigen Wochen vergessen. Sie würden herzlose Nachrichten auf meiner Pinnwand hinterlassen und beteuern ein ganz wichtiger Teil in meinem Leben gewesen zu sein. Doch ich wusste, dass meine Eltern das nicht tun würden. Mein Tod würde ein Bruch für sie bedeuten. Für unser ganzes bisheriges Leben, für alle, die mich wirklich liebten und die ich bitter enttäuschen würde, indem ich sie zurückließ. Meine Freunde liebten mich nicht, sie liebten, wer ich einmal gewesen war. Ich wusste, wie sie über mich sprachen, dass keiner so genau wusste, wo und wie ich lebte. Die Gerüchte in der Schule verbreiteten sich wie ein Lauffeuer. Eins amüsanter als das Nächste. Sie spielten bei meiner Entscheidung absolut keine Rolle.

Wenn ich mich selbst fragte, wie sich die dritte Phase anfühlte, dann wusste ich es ganz klar:

Ich lebte in einer Seifenblase.

Ich verließ sie nie. War in ihr gefangen. Die Worte, Emotionen und Gefühle anderer kamen mir zwar entgegen.

Doch sie berührten mich nicht mehr. Sie prallten an meiner Seifenblase ab. Die Blase war so dünn, dass ich alles wahrnahm und auch verstand, aber sie ließ diese Gefühle nicht zu mir durchdringen. Sie blieben draußen. Sie kamen nicht an mich heran und konnten mich nicht berühren. Niemals. Völlig egal, ob es gute oder schlechte Gefühle und Emotionen waren. Sie blieben außerhalb. Ich hatte mein Ziel erreicht. Das war doch das, was ich immer wollte. Genau das. Ich wollte unverletzbar sein. Ich wollte die absolute Kontrolle. Dass mir niemals mehr jemand weh tun konnte. Dass ich kalt war, dass ich nur für Kontrolle lebte.

Mich würde nichts und niemand mehr verletzen. Ich hatte mit mir und meinem Leben abgeschlossen. Ich war bereit, alles zu tun, um nie wieder diese ekelhafte Hilflosigkeit zu fühlen. Ich brauchte nichts mehr, um mich gut zu fühlen. Niemanden und nichts. Ich lebte in meiner Seifenblase ohne jegliches Bedürfnis. Es war in diesem Moment das Stärkste, was ich jemals gefühlt hatte. Ich war unantastbar. Ein Machtgefühl, nach dem sich nur jemand sehnen kann, der vollkommen krank und verloren ist. Ich verweigerte jedes menschliche Bedürfnis. Ich wollte jetzt nicht nur nicht mehr essen, ich wollte keine Liebe, keine Zuneigung, keinen menschlichen Kontakt. Ich sehnte mich nach nichts mehr, außer mich meiner Krankheit voll und ganz hinzugeben. Ich lebte für die Magersucht und wenn sie mein Ende bedeutete, dann sollte das jetzt endlich so sein. Ich fühlte mich fast dazu berufen, für diese Krankheit zu sterben.

Die absolute Isolierung

Ich begann, mich vollkommen zu isolieren. Die Gedanken in meinem Kopf waren zu krank, zu bestimmend, als dass ich sie noch mit jemandem hätte teilen können. Ich konnte kaum noch zwischen Träumen und Realität unterscheiden, kaum noch zwischen richtig und falsch, zwischen normal und auffällig. Mein Essverhalten änderte sich weiter. Ich war nicht mehr bereit einen Teller Suppe am Tag zu essen. Ich reduzierte und verweigerte die festen Teile der Suppe komplett. Auch Gemüse. Ich wollte am liebsten gar nichts mehr essen. Jeder war mein Feind. Jeder wollte mich daran hindern, mein Ziel zu verfolgen. Ich durfte und konnte niemandem mehr trauen. Mein Gewicht unterschritt die 45-Kilogramm-Grenze. Während meine Mutter verzweifelt die Waage am Morgen betrachtete, ließ es mich fast kalt.
Es war notwendig, Gewicht zu verlieren, doch es gab mir schon lange keinen Kick mehr. Wenn ich abnahm, konnte ich ein wenig besser mit mir leben; wenn sich nichts auf der Waage tat, hasste ich mich umso mehr.

Das Leben meiner damaligen Freunde erschien mir sinnlos und kümmerlich. Sie waren alle so schwach und so geil darauf Bestätigung zu bekommen. Ich empfand nichts für sie. Ich empfand nichts für irgendjemanden. Ich glaubte, niemand könnte auch nur irgendetwas in meinem Leben retten. Ich gab aber niemandem die Chance dazu und ich wollte es auch nicht. Ich schrieb Beiträge in meinem Blog, bekam die gewohnte Bestätigung der Menschen, die mich dazu trieben bis zum Ende zu gehen. Sie wollten mich sterben sehen. Bald hatten sie mich soweit. Ich aß am Tag 6 bis 7 Löffel meiner Suppe, malte und wollte hauptsächlich mit mir allein sein, die „Freunde" auf meinem Blog waren unfassbar stolz auf mich. Mir war nicht mehr zu helfen.

Meine Eltern erkundigten sich bei einigen Privatkliniken. Die Uhr lief unerbittlich ab und sie wollten nicht länger auf einen Klinikplatz warten. Doch ich weigerte mich. Ich dachte nur: „Ihr spinnt doch!" Wie kann man für den Tod seines Kindes auch noch Geld zahlen? Sie würden mir nicht helfen können und das Letzte, was ich wollte, war, dass meine Eltern ihr Vermögen in etwas so Sinnloses wie mich investierten. Diese eine Klinik sollte es sein und keine andere, schon gar nicht eine private. Ich bekam mit, dass diese Privatkliniken mehrere hundert Euro pro Tag kosteten. Ich wollte nicht, dass meine Eltern nach meinem Verschwinden noch einen Haufen Geld würden abbezahlen müssen. Das wär das Letzte, was ich ihnen wünschte. Ich wollte niemals, dass sie noch mehr Sorgen bekamen. Denn sie hatten ja schon mit mir und meiner Magersucht genug Sorgen.

Der letzte Arztbesuch

Bis heute habe ich extreme Angst vor Spritzen. Das Gefühl, eine Nadel unter meiner Haut zu spüren, bereitet mir Gänsehaut. Damals war es anders. Es war mir vollkommen egal. Vermutlich hätten sie mir einen Finger abschneiden können und ich hätte „okay" gesagt. Macht mit mir, was ihr wollt.

Die Zeit war gekommen. Ich habe keine Ahnung, welches Gewicht ich hatte. Es muss zwischen 39 und 41 Kilogramm gelegen haben. Mir wurde Blut abgenommen, ich wurde gewogen und das Arztgespräch folgte. Aber heute war alles anders. Meine beiden Eltern waren da und der Hausarzt wirkte sehr ernst. Er erklärte, dass jetzt ein Klinikaufenthalt unmittelbar folgen musste. Die Blutwerte und mein Gewicht waren zu schlecht, als dass man noch warten könnte. Er sprach davon, dass er nicht mehr dafür garantieren könne, dass es weiterhin „gut gehen" würde. Er gab die Verantwortung ab und sprach auch an, mich eventuell in eine „normale" Psychiatrie zu überweisen, um mich übergangsweise unterzubringen. Auf keinen Fall würde ich in eine Klapse gehen und das machte ich meinen Eltern auch klar! Es war für mich wie ein Verrat, mich in eine Anstalt für psychisch Gestörte zu geben. Das wollte ich nicht.

Jetzt war es also soweit. Es ging dem Ende zu. Ich spürte es seit einigen Tagen, doch zum ersten Mal sprach es jemand aus. Ich würde das vielleicht nicht überleben. Ich weiß nicht mehr, ob wir schon zu Hause oder noch in der Praxis waren. Ich weiß nicht einmal, ob es real war, aber ich habe diese Erinnerung: Dass meine völlig gebrochenen Eltern weinen und mein Vater zu mir sagt: „Hanna, du kannst uns das nicht antun. Du kannst jetzt nicht einfach so vor mir sterben und verhungern, während zu Hause ein voller Kühlschrank auf dich wartet. Bitte stirb nicht." Es ließ mich kalt. Es berührte mich nicht auch nur annähernd. Ich spürte keine Gefühle und Emotionen mehr. Ich war eine Körperhülle, die sich ununterbrochen sagte: „Egal wie es dir geht oder was passiert, auf keinen Fall etwas essen."

Wenn ich heute an diese Erinnerung denke, von der mein Vater und ich nicht wissen, ob sie wahr ist, dann zerstört es mich.

Es bringt mich zum Weinen. Vor allem, weil die Situation mich damals so kalt ließ. Ich hatte zu diesem Zeitpunkt bereits eine Entscheidung getroffen. Jetzt war ich noch weiter: Ich machte mir noch nicht einmal mehr Sorgen um meine Familie. Ich war jetzt bereit, ich wollte es: Alles sollte enden. Ich fühlte mich dieser Welt einfach nicht mehr zugehörig. Ich liebte nichts außer Hungern und wenn es mich jetzt endlich das Leben kosten würde, dann wäre es eine Erlösung. Wenn man nichts mehr vom Leben erwartet, wenn man nichts mehr sehen, nichts mehr erleben möchte, dann ist man wirklich am Ende.

Ich war genau jetzt bereit für die Magersucht zu sterben. Wenn sie mein Ende wäre, dann wäre ich glücklich damit. Wenn ich heute daran denke, dass ich sterben müsste, dann löst es Panik in mir aus. Doch ich war so unfassbar ruhig. Es war so unbedeutend. Ana war alles, was ich wollte und was ich hatte, und ich konnte mir nicht vorstellen, jemals wieder in den Alltag zurückzukehren. Alle Menschen um mich herum verstanden nichts von meiner Liebe zur Magersucht. Sie verstanden nicht, dass es mir das

Allerwichtigste war. Und auch wenn ich so viele Menschen im Netz getroffen hatte, die genau dasselbe durchlebten, glaubte ich nicht mehr daran, dass sie Ana so sehr liebten wie ich. Ich glaubte, dass sie höchstens annähernd verspürten, wie groß sie war. Ich hielt die anderen für dumm, schwach und verloren. Ich war auch verloren und ich begriff immer stärker, dass dies nicht meine Welt war. Ich konnte nicht ein Leben wie jeder andere führen. Ich war so anders, so verliebt in Ana, in alles, was krank war.

Aber das konnte ich doch niemandem erzählen, dass ich verliebt darin war, zu sterben. All meine Mitmenschen, meine angeblichen Freunde, sprachen über mich, und jeder erzählte Sachen, die nicht stimmten, weil sie die Dinge nicht verstanden. Niemand - außer meine Fans auf dem Blog - verstand, was ich war, wie ich fühlte und weshalb ich den Hungerstreik durchzog. Ich fühlte mich, als ob ich einfach nicht auf diese Welt gehörte. Als wäre es mein Schicksal zu gehen und nur die Spuren einer Krankheit zu hinterlassen. Ich befasste mich immer mehr mit diesem Thema und kam letztendlich immer wieder zu demselben Entschluss: Das Leben war nicht für mich gemacht. Vielleicht gehörte ich einfach zu diesen Menschen, die jung starben. Es gab so unendlich viele Leute, die sich selbst umbrachten, die einfach begriffen: Ich fühle mich nicht so, als wenn ich mit dem Leben etwas anfangen könnte. Ich fand mich immer mehr in diesem Denken wieder.

Doch es wurde ernst. Meine Eltern und mein Hausarzt teilten meinen aktuellen Stand der Klinik mit. Die reagierte. Ich würde nächsten Donnerstag eingewiesen werden. Vier Tage hatte ich noch zu Hause. Insgeheim hoffte ich, diese nicht mehr zu überstehen. Ich würde aus der Klinik nicht mehr so schnell heraus kommen. Die würden mich einsperren. Die würden mich wie eine Geisteskranke behandeln und verachten. Die waren doch alle gegen mich und Ana! Ich würde mir ab dann jeden Tag anhören müssen, dass ich extrem krank sei und dass alles jetzt geändert werden müsse. Doch das ging nicht. Bis es zu Ende war, würde ich nur noch die gleichen Dinge wie bisher zu mir nehmen, ich würde zur selben Uhrzeit aufstehen, ich würde meine

Gewohnheiten beibehalten. Ich wollte das nicht ändern. Ich hatte mich auf diesen Alltag eingestellt. Das war mein Leben. In der Klinik würde rein gar nichts auf mich warten, was mir irgendwie helfen könnte. Sie würden mir auch noch die letzten Menschen nehmen, die mich liebten: meine Familie. Ich fragte mich, ob die es wirklich für richtig hielten, dass ich jetzt mutterseelenallein sterben würde. Ich hörte über meinen Blog sehr viele Tipps und Tricks, wie man in der Klinik betrügen konnte. Wie man einen Ausweg finden konnte und herauskam, während man Ana trotzdem treu blieb. Ich wollte das versuchen. Durch Trinken von Wasser würde ich eine Gewichtszunahme vortäuschen. Ich würde die Waage überlisten, indem ich mir Geldstücke in meine Unterwäsche nähte, und ich würde in den kurzen Augenblicken, in denen die Therapeuten sich um einen anderen Pflegefall kümmerten, Nahrungsmittel auf den Boden fallen lassen. Jeden Krümel, der möglich war.

Ich wollte nicht mehr an die Klinik denken. Es zermürbte mich. Ich hätte meine eigenen Regeln, aber sie würden mich zu Dingen zwingen, die ich nicht wollte. Sie würden mir meine Ana nehmen wollen. Meine erkämpfte Liebe, der einzige Sinn, überhaupt weiterzumachen. Aber ich konnte den Klinikaufenthalt und das Geschehen dort nicht länger verdrängen. Ab sofort konnte ich die Stunden zählen, bis mein Kampf begann. Ich nahm mir vor, jeden in dieser Klinik, der mich von meiner Liebe zum Hungern abhalten wollte, zu hassen. Koste es, was es wolle.

(Mama und Papa, dieser Dank geht an euch. Ihr habt mich geschaffen, ihr seid mir unfassbar nah. Ihr habt immer für mich gekämpft, an mich geglaubt und mich niemals aufgegeben. Ihr habt versucht mir die schlimmste Zeit meines Lebens so angenehm wie möglich zu gestalten, mich nicht verurteilt, und ihr habt daran geglaubt, dass ich wieder meinen Weg zu euch finde. Ich liebe euch mehr als alles andere auf dieser Welt. Ihr seid mein Fundament, mein Lebensinhalt. Danke, dass ihr mich auf jedem Weg, egal wie steinig und schwer er sein wird, begleitet. Es tut mir unfassbar leid, dass ich euch nie erzählen konnte, wie ich mich gefühlt habe. Ich bereue es, euch nie erzählt zu haben, dass ich sterben wollte.

Es tut mir leid, dass ich euch als Menschen angesehen habe, die mir nehmen wollten, was ich liebe. Ich weiß heute, dass ihr mir mehr als jedes Glück auf dieser Erde gönnt. Ihr habt mir mein Leben gerettet, weil ihr eingegriffen habt. Ihr habt auf mich geachtet und mir ein Leben geschenkt, das voller inniger und ehrlicher Liebe war und ist. Ihr habt nicht den richtigen Moment verpasst. Ihr habt jedes nötige Opfer gebracht, damit meine Schwester und ich alles erreichen, was wir möchten. Ihr seid die Eltern, die man sich wünscht. Euch ging es immer nur um uns. Gerade deswegen tut es mir so unfassbar weh, was ihr aushalten musstet. Die Magersucht war unaufhaltbar. Aber ihr seid auch der Grund, weshalb ich das alles geschafft habe, weshalb ich heute das Leben schätze. Ich erkenne mich in euch wieder. Ich habe Persönlichkeitsanteile, die jeden von euch widerspiegeln.

Papa, ich habe deinen Ehrgeiz, das Talent, Menschen für mich zu begeistern, und den Hang so perfektionistisch wie möglich zu sein. Wir werden beide niemals wissen, ob deine Worte zu mir Realität waren oder ein Funken

Lebenswille, der noch in mir loderte. Wir haben darüber gesprochen und wir werden es niemals genau wissen, doch eins wissen wir: dass es genauso gemeint war.

Mama, ich habe deinen Mut zu Veränderungen, deinen Glauben an das Gute und dein Durchhaltevermögen.
Danke, dass ich mich in all den kurzen Momenten meiner Schwächen wie dein kleines Kind fühlen durfte, das nichts sucht, außer die Liebe seiner Mutter.

Ich habe eure Eigenschaften genutzt, um mir selbst das Schlechteste anzutun. Ich habe der Magersucht eure bedingungslose Liebe mir gegenüber geschenkt. Ich hoffe, ihr könnt mir das irgendwann verzeihen, ich kann es kaum.

Ein Teil von euch lebt in mir. Ihr seid mein Zuhause, meine Heimat. Für immer.)

Die Abschiedsparty

Es war Mittwoch. Meine Familie und ich saßen beim Mittagessen. Niemand äußerte sich mehr darüber, dass ich nichts aß. Morgen würden meine Eltern diese furchtbare Verantwortung abgeben. Ab morgen musste sich jemand anderes darum kümmern, dass ich nicht starb. Herzlichen Glückwunsch. Morgen zog ich in den Krieg gegen die Menschen, die mir alles würden nehmen wollen.

Was ich nicht ahnte: Meine Mutter hatte sämtliche „ehemaligen" Freunde und Bekannten kontaktiert, um mich in die Klinik zu verabschieden. Im Nachhinein bin ich ihr nicht böse. Eher im Gegenteil. Es rührt mich sehr, dass meine Mutter die Absicht hatte, dass ich alle diese Menschen noch einmal sah. Seit Wochen hatte ich niemanden von ihnen mehr gesehen. Und wer weiß, ob ich jemals wieder die Gelegenheit dazu gehabt hätte.

Am Nachmittag trudelten sie alle nach -einander ein. Es gab Getränke und mein Vater grillte. Einerseits war es irgendwie schön,

Alle zusammen zu sehen und sich mit ihnen zu unterhalten. Andererseits konnte ich nichts mehr mit ihnen teilen. Ich hatte diese Menschen alle so sehr gemocht. Sie waren alle meine Freunde gewesen. Ich hatte so gerne Zeit mit ihnen verbracht, doch jetzt bedeuteten sie mir alle absolut nichts mehr. Meine beste Freundin übergab mir ein Plakat mit Bildern von uns und einem superlangen Text, der Freundschaft widerspiegelt. Ich war bewegt und auf der anderen Seite auch wieder nicht. Ich wusste, dass sie es ernst meinte, doch ich konnte einfach keine realen Emotionen erwidern. Ich versuchte mich dazu zu zwingen berührt zu sein, weil sich das einfach so gehörte. Aber sie alle verstanden ja gar nicht, wer ich jetzt war. Ich beobachtete das Gelächter meiner Freunde und fragte mich: Würden wir uns jemals wiedersehen? Vielleicht war heute der letzte Tag. Ich fühlte mich in dieser Welt nicht willkommen. Ich saß unter den Menschen, die mir am liebsten waren, und trotzdem spielte es keine Rolle. Sie konnten nicht verstehen, wer ich war, was ich fühlte oder wie süchtig es machte. Ich hätte mir so sehr gewünscht ihre Gefühle irgendwie erwidern zu können.

Aber ich empfand für das, was sie sagten, rein gar nichts. Und obwohl dieser Raum voller Stimmen war, wurde es für mich still. Diese Stille, die voraussagt, dass sich etwas ändert und nicht mehr zurückkommt. Würden sie sich bei mir melden? Würden sie sich wirklich um mich sorgen und mich irgendwann verstehen können? Ich saß hier an einem Tisch mit 15 Leuten, doch es war so still. Sie konnten es einfach nicht verstehen. Sie alle wollten meine Freunde sein, doch ich wollte nur noch eine einzige Freundin an meiner Seite: Ana.

Heilung der Magersucht und Therapiemöglichkeiten: Hinter der Magersucht steht eine gebrochene Psyche. Diese ist ohne eine Psychotherapie kaum heilbar. Die Erkrankten müssen sich bewusst dafür entscheiden, sich von dieser Krankheit zu distanzieren. Kognitive Verhaltenstherapien, tiefenpsychologische Therapien und auch familienfundierte Therapien erweisen sich als positiv für die Heilung der Essstörung auf. Oft ist ein Klinikaufenthalt oder der Umzug in eine Wohngruppe unumgehbar. Auch eine Ernährungstherapie kann dazu beitragen, eine gesunde Sichtweise auf Lebensmittel und Ernährung zu bekommen.

Gedankenfetzen

Wir fuhren mit dem Auto zur Klinik, sprachen aber währenddessen kaum ein Wort miteinander. Mir war auch nicht danach, zu sprechen.
Ich kam in der Klinik an und fühlte mich zurückgelassen. Jetzt ließen sie mich hier allein und überließen mich meinem Schicksal. Sie überließen mich den Menschen, die alles dafür tun würden mir zu nehmen, was mir noch etwas bedeutete. Ich hatte doch nichts mehr, außer dem Hungern, außer Ana. Ich hatte in all den Wochen gewusst, dass dieser Moment kommen würde, doch jetzt fühlte es sich wie eine schreckliche Überraschung an. Ich hatte diesen Moment immer und immer wieder in meinen Gedanken verdrängt, aber jetzt war er real.

In der Klinik angekommen, zeigten sie mir mein Zimmer. Die Ärzte stellten sich vor und versicherten meinen Eltern, dass es hier gut für mich wäre. Was genau war hier gut? Ich kannte niemanden, war allein und würde jeden Tag damit beschäftigt sein, Anas Bekämpfung zu behindern. Ich durfte hier

nicht handeln, wie ich wollte, und es gab auch keine Suppe. Das hier war das Schlimmste, was man mir antun konnte. Sie alle waren nicht meine Freunde oder Helfer, sie waren meine Gegner. Ich war maßlos überfordert von all den Dingen, die sie sagten. Sie sprachen von einem Wochenplan, der alle möglichen Therapien beinhalte, stellten mich meiner Zimmernachbarin vor, und zeigten mir dann die Klinik.
Gefühlt passierte dies alles in zehn Minuten. Ich fühlte mich nicht im Stande auch nur eine einzige Sache zu behalten. Ich fühlte mich überrannt von all den neuen Eindrücken und der Lebensweise, an die ich mich jetzt würde gewöhnen müssen. Nichts war mehr wie gestern. Nichts war vertraut. Ich fühlte mich so, als wenn ich hier zu einem anderen Leben gezwungen werden würde.

Nach dem schmerzlichen Abschied von meinen Eltern, der meine Mutter zum Weinen brachte und mich zum ersten Mal seit langer Zeit auch, räumte ich meine Sachen in einen Schrank, bekam meinen angekündigten Wochenplan und wurde sofort zum Mittagessen abgeholt. Mittagessen!

Das meinten die doch wohl nicht ernst! Sie setzten mir einen Teller voller Essen vor die Nase. Glaubten die jetzt wirklich, dass ich anfangen würde zu essen, nur weil ich in einer Klinik war? Pah. Wussten die überhaupt, was diese Krankheit bedeutet? Was sie mir bedeutete?
Ich sah mich am Tisch um. Die Mädels waren dünn, doch sie aßen. Das erschien mir fast unkontrolliert und es machte mir Angst. Warum aßen die hier alle so viel?

Direkt neben mir saß eine Betreuerin, die mich im Blick behielt. Ich schob das Essen ein bisschen hin und her, doch aß nicht wirklich etwas. Sie fragte mich hin und wieder, ob ich nicht das Fleisch oder den Salat probieren wolle. Ich hatte seit Monaten nichts anderes außer Suppe zu mir genommen, also war es vollkommen unvorstellbar, jetzt feste Nahrung zu mir zu nehmen. Ich verweigerte jegliches Essen und diese halbe Stunde kam mir vor wie eine Ewigkeit. Doch die Mitarbeiterin der Klinik ließ nicht locker, sie suchte das Gespräch, um mich zum Essen zu motivieren. Das machte mich aggressiv.

Es wurde mir zu viel. Ich war hier neu, ich kannte niemanden und ganz bestimmt würden fremden Menschen mich nicht dazu bewegen können, mein Leben umzuschmeißen. Und plötzlich brach es aus mir heraus. Ich sagte, dass ich nicht das Gefühl hatte, hier mit essgestörten Menschen zusammen zu sein. Ich sagte, dass hier alle viel zu viel essen würden, um essgestört zu sein, und dass sie mich gefälligst in Ruhe lassen sollten.
Niemand hier am Tisch hatte es verdient, sich mit Magersucht zu ehren. Keine Einzige. Waren das hier die Mädels, mit denen ich mich in den sozialen Netzwerken ausgetauscht hatte? Wenn ja, dann war das wohl nur ein schlechter Witz. Ich empfand die Situation so, als ob hier niemand außer mir die Magersucht verdient hätte. Sie waren alle so schwach. Sie ekelten mich an. Sie wussten doch alle ganz genau, was Ana von ihnen verlangte. Und wie konnten sie noch lachen, während sie sich einen Bissen nach dem anderen in den Mund beförderten? Sie sollten sich doch alle schämen.
In diesem Moment war mir noch nicht klar, dass ich diese Gruppe mehrere Wochen nicht

wiedersehen würde. Ich kam in eine Einzelessbetreuung, in der ich nicht rebellieren und andere in ihrem Essverhalten kritisieren konnte.
Ich würde nicht mehr mit diesen Menschen zusammen an Mahlzeiten teilnehmen, sondern allein mit einer Betreuung zusammen sein, die mich dabei begleitete. Ich tat mich sehr schwer damit, mit dem Essen zu beginnen. So kam es, dass ich vier Mal täglich eine Flüssignahrung zu mir nehmen musste, die ansonsten über eine Magensonde eingeführt würde. Hatte ich eine Wahl? Entweder ich trank es, oder sie steckten mir einen Schlauch durch die Nase in den Magen, was mir Schmerzen bereiten würde, und die Nahrung würde dennoch in mich hineingelangen. Das war doch nur eine Entscheidung zwischen schlecht und sehr schlecht. Ich dachte daran, wie frei ich mich in meinem Urlaub im letzten Sommers gefühlt hatte und schlagartig wurde mir klar, wie gefangen man sein konnte, wenn man 16 Jahre alt war. Dass meine Eltern all dies für mich entschieden hatten und ich keinerlei Freiheit hatte. Andere Menschen entschieden

über mein Leben und das kam mir gerade jetzt so unfassbar falsch vor.

Nie zuvor hatte ich solche schrecklichen Bauchschmerzen gehabt. Es waren vielleicht 300 ml pro Mahlzeit und dennoch lagen sie wie ein Stein in meinem Magen. Kaum hörten die Bauchschmerzen auf, kam sogleich die nächste Ladung der hochkalorischen Nahrung und ließ mich vor Schmerzen stöhnen.

Hochkalorische Nahrung: Wenn es nicht mehr möglich ist, den nötigen Kalorienbedarf über die Nahrung aufzunehmen oder der Körper zu schwach ist und sehr dringend Nahrung benötigt, wird häufig auf hochkalorische Trinknahrung zurückgegriffen. Diese enthält sehr komprimiert alle Nährstoffe wie Mineralstoffe, Vitamine und Spurenelemente, die dazu beitragen, den Organismus zu versorgen und am Leben zu erhalten.

Ich konnte die Kalorien spüren und krümmte mich vor Schmerzen. Mein Magen war es nicht mehr gewohnt, Nahrung zu sich zu nehmen, geschweige denn so viele Kalorien auf einmal. Ich quälte mich furchtbar, aber ich hatte jetzt keine Wahl mehr. Denn ich begriff eins: Ich käme hier nicht heraus, wenn ich nicht essen würde. In der ersten Nacht weinte ich stundenlang. Es war so, wie Ana es prophezeite: Sie ließen mich hier vollkommen allein, niemand war hier. Ich lag in diesem Bett und wusste nicht, wie ich weiterleben konnte. Ana hatte Recht: Sie ließen mich alle zurück und nur sie war da. Nur sie und ich waren geblieben. Ich hörte die ganze Nacht ihre Stimme, dass sie mir helfen würde, immer für mich da war und unsere Treue niemand brechen könne. Ich liebte sie nun noch sehr viel mehr als vorher.

Meine Erinnerungen an die ersten Wochen in der Klinik sind extrem verzerrt. Ich erinnere mich kaum an die Therapiestunden, ich erinnere mich nur an wenige Gespräche. Aber ich erinnere mich an das, was ich aß oder nicht, weil ich es aufschrieb. Mehr weiß ich nicht mehr. Ich lebte an mir vorbei, war ständig müde und der neue Alltag mit den Therapieeinheiten machte mich komplett fertig. Den ersten Spaziergang, der ca. 10 Minuten dauerte, hielt ich kaum durch. Dauernd wurde mir schwarz vor Augen und ich kämpfte mich durch die Minuten, als würde ich einen Berg besteigen. Ich war nicht dazu befugt, das Gelände, ohne Begleitung zu verlassen. Die Treppen in den Gebäuden durfte ich nicht gehen: Ich sollte die Aufzüge benutzen. Das Tagesprogramm, das mehrere Therapiestunden beinhaltete, war kaum durchzuhalten. Ich saß auf dem Stuhl, aber ich merkte, dass ich kaum länger als fünf Minuten zuhören konnte. Ich war so müde und mir war unvorstellbar kalt. Hier gab es keine Wärmekissen, wohl aber Wärmflaschen, die aber nicht mit heißem Wasser befüllt wurden: Man wollte Verletzungen und Verbrühungen verhindern. Das Wasser war nur lauwarm und wärmte mich nicht. Zu Hause hatte ich mir hin und wieder Verbrennungen zugezogen, weil ich nicht einmal bemerkte, wie heiß die Wärmflasche wirklich war.

Die Tage vergingen schneller als von mir wahrgenommen und ich begann mich an den Tagesablauf und das Konzept dieser Klinik zu gewöhnen.

Wenn Menschen nur lange genug bestimmten Reizen ausgesetzt sind, dann fangen sie an, sich z.B. an eine fremde Umgebung zu gewöhnen. Ich durfte nach zwei Wochen endlich Briefe empfangen und auch für kurze Zeit mit meiner Familie telefonieren. Ich vermisste sie so sehr, aber es gab keinen Ausweg aus meinem Dilemma: Essen und bleiben oder nicht essen und sterben. Essen oder in Isolation leben. Mir gefiel keine dieser Optionen. Oft schrie ich am Telefon, ich wolle abgeholt werden. Meine Eltern sollten mich hier endlich herausholen. Und ich sagte ihnen, dass sie mir das hier nicht antun konnten. Manchmal versuchte ich sie zu erpressen, indem ich sagte, dass ich hier gar nichts mehr mitmachen würde. Ich war endlos verzweifelt und meine Worte zwischen Hass und Liebe wechselten jede Minute. Ich suchte ständig nach einem Weg mit mir klarzukommen und auch anderen ein gutes Gefühl zu geben. Aber in den ersten Wochen war es nicht möglich, hierfür ein Mittelmaß zu finden. Ich fühlte mich im Stich gelassen und versuchte meine Schuldgefühle, die Ana mir gab, auf andere zu übertragen. Ich glaubte manchmal, dass alle anderen Menschen schuld daran waren, dass es mir jetzt wieder schlechter ging.

Ich begann allmählich, mich mit den Mädchen auf meiner Station zu unterhalten. Und mir wurde auf einmal klar: Auch sie liebten Ana. Sie waren einfach nur schon sehr viel länger hier als ich und begannen damit zu leben.

Sie begannen damit, eigene Kompromisse über ihr Essverhalten auszuhandeln, um weiter leben zu können. Um für das Leben das zu können, was sie am Leben hielt. Ich entschied mich für denselben Weg. Der Biss in das allererste Brot nach so vielen Monaten kostete mich eine unglaubliche Überwindung, brachte mich jedoch letztendlich nicht um. Zu jeder Mahlzeit nahm ich ein Foto mit. Die Menschen in der Klinik rieten mir dazu, dass ich zu jeder Mahlzeit eine Erinnerung mitnehmen solle, um mir zu vergegenwärtigen, wofür ich hier war. Wofür ich würde kämpfen wollen. Es war ein Foto aus dem letzten Urlaub: meine Familie, unbeschwert, frei und glücklich. Ich legte es vor mich auf den Tisch und begann zu essen. Und eins war klar: Wenn ich jetzt nicht essen würde, dann würde ich nie wieder eines dieser Erlebnisse haben, in denen ich vollkommen und unbeschwert glücklich war.

Jede Mahlzeit, die genau 30 Minuten dauerte, war ein elendiger Kampf. Es war ein Kampf einerseits um das Leben und andererseits darum, Ana treu zu bleiben. Sie rebellierte, sie schrie und sie verdammte mich. Es war ein ständiges Hin und Her um jeden einzelnen Bissen, um jede Kalorie einzeln hinunterzuschlucken. Und ich spielte gegen die Zeit, denn ich hatte auch angefangen Essverträge auszuhandeln, die ich unterschrieb. Und diese Verträge sahen eine bestimmte Menge an Nahrungsmitteln vor, ansonsten würde ich meine Familie weder sehen noch sprechen dürfen. Ich packte mich selbst an meiner schwächsten Stelle, weil ich wusste, dass ich so handeln musste. Ich hatte einfach keine andere Wahl, ich musste es tun, um den Hungerstreik überwinden zu können. Um nicht das, was mir am meisten bedeutete (meine Familie) zu verlieren.

Beim täglichen Wiegen wurde mir klar, dass ich in einer Illusion lebte. Denn wenn ich nur wenig aß, wurde ich nicht automatisch über Nacht 5 kg schwerer. Ich war wirklich davon überzeugt, dass ich durch jede einzelne

Nahrungsaufnahme erheblich zunehmen würde. Doch dass der Körper Kalorien verbrennt und deshalb bei einer geringen Nahrungszufuhr gar nicht zunehmen kann, war mir nicht mehr bewusst. Ebenso, dass der Mensch auch essen muss, um sein Gewicht zu halten. Ich brachte hier und da mal 100 Gramm mehr auf die Waage, aber die Bombe, die ich erwartete, blieb aus. Ich nahm sehr, sehr langsam zu: Im ganzen Klinikverlauf waren es nur wenige Kilogramm Mein BMI lag immer noch bei höchstens 12,5 oder 13.

Tödlicher BMI: Ein BMI ab 13 ist lebensgefährlich. Ab hier ist eine ambulante Therapie nicht mehr möglich und ein stationärer Aufenthalt nötig. Im Blutbild sind diverse Mängel zu erkennen. Die Erkrankten leiden an Herzproblemen und ein Herzstillstand sowie multiples Organversagen kann nicht mehr ausgeschlossen werden. Viele Kliniken geben einen Mindest-BMI zur Aufnahme an und verweisen bei Unterschreitung an diverse Krankenhäuser. Ist der BMI lebensbedrohlich, kann unter Umständen keine Psychotherapie erfolgen. Es ist dann zuerst von Bedeutung, alle physisch lebenserhaltenden Maßnahmen zu ergreifen.

Natürlich überkamen mich immer wieder Zweifel: Sollte ich Ana gehorchen und alles, was hier um mich herum passierte, verweigern? Aber ich stellte fest, dass ich damit leben konnte, mehr zu essen. Denn ich war hier ständig mit Menschen zusammen, die genau dasselbe durchmachten wie ich. Auch diese Mädchen hatten ihre Kämpfe, ihre Zwänge und die Trauer über alles, was passierte. Doch ich fing an, mich mit ihnen anzufreunden. Mit ihnen zu sprechen, über meine Gefühle, meinen Blog und wie ich hier gelandet war. Und sie erzählten ihre Geschichte, die keineswegs dieselbe war, doch genauso hart und verständlich. Jetzt begriff ich auch, dass wir hier alle im selben Boot saßen. Dass es hier viele gab, die Ana sehr viel früher den Kampf erklärt hatten, doch keineswegs mehr oder weniger essgestört waren als ich. Denn wenn man hier landete, dann hatte man definitiv ein Problem. Meine Eltern waren jedes Mal extrem erschrocken darüber, wie sich die Mädchen auf meiner Station benahmen und wie sie aussahen. Ich registrierte dies überhaupt nicht: Für mich waren sie ganz normale Menschen, sogar normaler als die zu Hause.

Die Menschen aus den sozialen Netzwerken konnten keinen Kontakt mehr zu mir aufnehmen und ich wurde nur noch durch ein einziges Umfeld beeinflusst: Meine Familie und meine Freunde, die mir Briefe schrieben, und die Menschen, mit denen ich hier zusammen war. Ich kam hier nicht hinaus, wenn ich mich nicht änderte. Das war klar, also änderte ich mein Verhalten, und ich merkte tatsächlich, dass es etwas mit mir machte. Es veränderte meine Sichtweise, nicht mehr jeden Tag von denselben Menschen beeinflusst zu werden, die mir Anweisungen gaben. Ich war hier mit echten Personen zusammen, die mir gegenüber saßen, in die Augen sahen und mir sagten, was sie dachten. Und ich konnte sehr gut einschätzen, wie wahr es war. Weil ich sie sah, weil ich sie kennenlernte und nicht nur schriftlich mit ihnen verkehrte. Ich wollte meinen Weg mit ihnen gehen. Für meine Familie, für die Liebe, für das Leben und für mich. Weil ich erkannte, dass ich doch eigentlich noch gar nicht fertig war mit dieser Welt. Dass ich mich ehrlich und offen mit dem auseinandersetzen musste, was mir weh tat und was mich verletzte. Und dass ich endlich herausfinden musste, wer ich denn eigentlich bin. Ich schenkte meine Aufmerksamkeit den Therapien, der Klinik und den Menschen dort. Ich verstand, dass ich durch das Essen Klarheit in meinem Kopf bekam. Dass ich anders tickte und die kognitiven Prozesse wieder anders abliefen. Die Gedankenfetzen hörten auf. Ich konnte Gedanken beginnen und auch zu Ende führen. Es fühlte sich wunderbar an, endlich wieder klar denken zu können. Mein Körper bedankte sich für all dies. Ich bekam wieder ein paar Haare und konnte ohne Probleme eine Stunde lang einem Gespräch folgen. Ich konnte auch bald problemlos 15 Minuten am Stück gehen. Und die endlose Kälte in mir nahm ab.

Ich arbeitete hart an mir selbst, um allein hinausgehen zu dürfen. Ich hatte nach wenigen Wochen das Gefühl, dass es gradlinig nach vorne gehe. Dass es jeden Tag ein bisschen besser wurde und ich den Knackpunkt wohl überwunden hatte. Ich grenzte zwar die Menge von Lebensmitteln ein, doch ich schloss keine mehr aus. Ich aß das, was mir vorgesetzt wurde, und ich bekam das Gefühl, eigentlich schon wieder gesund zu sein.

Doch ich täuschte mich in dieser Annahme.

Der Opa auf der Bank

Es ging bergauf. Ich hatte nun endlich begriffen, dass ich diesen Ort ohne ein gesundes Essverhalten nicht verlassen könnte, geschweige denn dauerhaft überleben. Nach all den Wochen harter Arbeit, Selbstüberwindung und innerer Konflikte erarbeitete ich mir eine Belohnung. Ich durfte die Klinik ohne Begleitung verlassen. Für eine Stunde. Ich hatte mich eine gefühlte Ewigkeit auf diese Stunde mit mir allein gefreut. Das Wetter war toll, die ersten Pflanzen fingen an zu blühen und der Frühling war förmlich zu riechen. Es gab für diese Stunde keinen festen Plan. Zuerst wollte ich im Kurpark spazieren gehen. Wollte über meine Fortschritte und mich selbst ganz allein nachdenken. Ich kam zu dem Ergebnis, dass es mir nun endlich etwas besser ging und ich hart an mir gearbeitet hatte. Es war immer noch extrem schwierig, eine Gewichtszunahme zu akzeptieren, die nach vielen Wochen höchstens 2,5 Kilo betrug. Ich empfand es trotzdem als positiv, dass mir nach und nach einige Haare nachwuchsen und die

unfassbare innere Kälte besser auszuhalten war.
Ich fühlte mich optisch wieder annehmbar. Nicht nur annehmbar, ich war zufrieden. Nach kaum einer halben Stunde war ich vollkommen erschöpft. Ich peilte eine in der Sonne stehende Bank an, auf der ein älterer Mann saß. Ich setzte mich neben ihn und atmete tief durch.

„Es tut mir so Leid, Kind!“, hörte ich ihn sagen. Ich brauchte einige Sekunden, um zu realisieren, dass er mit mir sprach. „Was sollte Ihnen Leid tun?“, fragte ich perplex. „Dass du in so jungen Jahren eine Chemotherapie machen musst. Das ist ungerecht.“ Ich hatte keine Antwort. Das Einzige, das sich in mir breitmachte, war dieser Kloß in meinem Hals. Ich war noch lange nicht optisch annehmbar. Ich war auch nicht schön. Ich sah sterbenskrank und mickrig aus. Das wurde mir schlagartig klar. Ohne ein weiteres Wort stand ich auf. Jedes meiner positiven Gefühle, jede Annahme meiner selbst war zunichte. Anscheinend sah ich wie ein krebskrankes und im Sterben liegendes kleines Kind aus. Tränen stiegen mir in die Augen und mir fiel auf, dass ich rannte. Ich durfte nicht rennen. Aber es war vollkommen egal. Es wäre mir sogar ganz lieb gewesen, sofort und auf der Stelle umzukippen. Ich hatte mich so viele Wochen zusammengerissen und an mir gearbeitet, und bekam dann so etwas zu hören? Anscheinend war alles sinnlos. Meine Illusion von „gesund sein" war noch meilenweit entfernt. Ich hatte mich darin verrannt, schon fast wieder gesund zu sein, obwohl es lediglich der Anfang war. Der Anfang, der so viel Leid, so viele Tränen, Therapien und Gespräche gebraucht hatte. Wie sollte ich es verflixt nochmal aushalten weitere Energie zu investieren? Der Weg in ein gesundes Leben erschien mir unerreichbar.

Als ich in die Klinik zurückkehrte, durfte ich telefonieren. Ich sprach mit meinen Eltern, doch ich erzählte ihnen nicht, was passiert war. Ich war wütend und schrie sie an. Der Vorwurf, den ich ihnen machte, war, dass das hier alles so sinnlos war und ich nicht länger hierbleiben wollte. Dass sie mich hier mit allem allein ließen. Ich sagte ihnen, dass ich wieder aufhören würde zu essen und legte auf.

In der darauffolgenden Nacht wünschte ich mir, wieder die unendliche Leere in mir zu tragen, die mir die Magersucht gab. Diese unbeschreibliche Krankheit, die mich so liebte und ich sie. Diese Krankheit, die ich brauchte, um überhaupt einen Sinn darin zu sehen, weiterzuleben. Die Menschen waren grausam. Sie waren verletzend und nutzten Schwächen aus. Dieser alte Mann, den ich nicht einmal kannte, zerriss mein neues Selbstbild innerhalb weniger Sekunden und merkte es nicht einmal. Warum sollte ich mir das antun? Warum sollte ich wieder verletzbar werden? Welchen Sinn machte es? Mir war an diesem Tag nur eines klar:

Wenn ich mich auf dieser Welt so unfassbar einsam und geschädigt fühlte, dann würde einzig Ana für mich da sein, immer. Meine geliebte Ana. Ich fühlte mich von ihr umarmt. Sie wollte mir verzeihen, dass ich mich in den letzten Wochen gegen sie gewendet hatte. Ich fühlte mich wie die allergrößte Versagerin. Ich hatte Ana verlassen und in der neuen Welt wurde ich nicht angenommen. Ich hatte das Gefühl, in einer Illusion gelebt zu haben und jetzt auf den Boden der Tatsachen zu krachen. Und Ana sagte zu mir: „Ich habe es dir doch die ganze Zeit gesagt. Sie werden dich niemals verstehen, sie werden dich niemals anerkennen. Nur ich werde dich niemals verlassen. Du und ich sind eins. Wir sind unzertrennlich, weil ich ein Teil von dir bin. Ich bin deine Persönlichkeit."

Die verändernde Gruppentherapie

Ich hatte keine Ahnung, an welchem Punkt der Therapie ich mich befand. Ich war in der Klinik, lebte vor mich hin und hielt Verträge ein. Ich kämpfte weitere Wochen mit mir selbst und erneut schossen die Gedanken wieder hin und her. Ich wusste nicht mehr, was ich wollte, und ob ich das alles hier wollte. In einem Moment wollte ich weiter kämpfen und wenige Minuten später wieder aufgeben. Es war unglaublich anstrengend, diesen innerlichen Konflikt permanent auszutragen.

Jeden Sonntag kam der Therapieplan für die nächste Woche. Eine Therapiestunde der Woche empfand ich als besonders langweilig: die Magersuchtgruppe. Hier kamen alle mit derselben Krankheit zusammen und erzählten, was sie bewegte. An sich interessant, doch die Gruppe war so groß und von so vielen Themen überflutet, dass ich nie das Wort ergriff. Jedes Thema war komplex und irgendwie auch interessant, doch am liebsten beschäftigt man sich ja doch allein mit der Magersucht. Ana hatte viele Facetten.

Sie brachte für jeden andere Sorgen, Probleme und Situationen. Ich hatte meine Eigenen. Vor allem hatte ich keine Nerven für die Probleme anderer übrig. Ich hatte gerade einfach genug eigene Probleme.

Doch die nächste Stunde sollte anders verlaufen. Nachdem eine Frau der Gruppe mindestens fünfzehn Minuten ausführlich darüber berichtet hatte, dass sie sich nicht entscheiden konnte, das rote oder das grüne Gummibärchen zu essen und sie, deshalb seit Tagen nicht schlafen konnte, kam eine Frau Mitte vierzig an die Reihe und erzählte ihre Geschichte. Sie hatte in ihrem Leben alles verloren. Die Magersucht begleitete sie seit ihrem 14. Lebensjahr und hatte ihr alles genommen: ihren Schulabschluss, ihre Freunde, die Fruchtbarkeit, das soziale Umfeld, die Familie und auch irgendeinen Job. Es wurde gesprochen, aufgebaut und ermutigt, doch im Grunde dachte ich mir nur eins: Ja, ich verstehe diese Frau. Sie hat nichts zu verlieren. Sie hat ihr Leben der Magersucht auf ewig geschenkt. Selbst wenn sie jetzt nach Hause käme, würde da niemand auf sie warten, dann wäre sie auf soziale Hilfe angewiesen und niemand würde sich darum scheren, was mit ihr passiert. Sie hatte keine Wahl. Sie hatte nur eine einzige Sache in ihrem Leben: die Essstörung. Ich war mir sicher: Wenn ich an demselben Punkt angekommen wäre, dann gäbe es nur die Option, die Magersucht aufzugeben. Und das wollte ich nicht. Ich wollte nicht, dass eine Krankheit meine einzige Option war. Noch hatte ich eine Wahl: Ich war 16 Jahre alt und ich konnte mein Leben selbst bestimmen. Ich wollte nicht den Rest meines Lebens in verschiedenen Kliniken zubringen, in denen mir immer wieder dasselbe erzählt werden würde.

Ohne soziale Integration, einen Lebensstil, der einem lebenswert erscheint, gibt es keinen Grund zu leben. Ob es der Beruf mit seinem Umfeld oder die Liebe zu Menschen ist, wir brauchen Dinge im Leben, die uns tragen. Wenn uns niemand hält, dann halten wir an der einen Sache fest, die uns ewig liebt und trägt: die Essstörung.

Doch ich war noch lange nicht an diesem Punkt. Ich hatte eine Familie, ich hatte

Freunde. Ich hatte Menschen, die an mich glaubten. Sie alle wollten, dass ich ihnen vertraute, dass ich es schaffte nach Hause zurückzukommen. Aber hier waren Menschen, die von allen aufgegeben worden waren, die für andere ein Niemand waren. Doch ich war nicht aufgegeben worden. Ich war kein Niemand, ich war ein Lebensbestandteil für so viele Menschen, das wurde mir jetzt bewusst. Ich musste weinen und fühlte mich so unfassbar undankbar. Ich betrachtete sie alle immer nur als Menschen, die mir etwas Böses wollten, doch im Grunde wollten sie, dass ich überlebte. Sie wollten mir zeigen, wie schön das Leben ist und dass sie mit mir in diesem Leben sein wollten.

Nun sah ich es ganz klar: Ich würde mein Leben nicht so beenden. Ich würde nicht auf ewig in einer Klinik sein. Ich würde es schaffen, denn ich hatte den nötigen Background. Ich hatte so viel Liebe in meinem Leben. Ich hatte alles, was ich brauchte, um gesund zu werden. Die Ressourcen, die ich benötigte, waren alle da. Ich musste mich jetzt endlich zusammenreißen und den Menschen, die, in welcher Art auch immer, für mich gesorgt hatten, zurückgeben, was sie für mich getan hatten.

Jetzt genau war dieser Moment. Ich dachte nicht darüber nach, ob er es war: Ich spürte es. Der „Cabrio-Moment", von dem Ute mir damals erzählte. Es hatte jetzt gerade das erste Mal wirklich „Klick" in meinem Kopf gemacht. Ich wollte mein Leben nicht verschenken. Ich wollte leben und ich wollte versuchen, zu kämpfen. Der Schalter in meinem Kopf war umgelegt. Ich realisierte, dass mich meine Magersucht in den Ruin treiben würde. Ich realisierte, dass die Magersucht nicht die Lösung und auch nicht länger eine Option war, wenn ich eine erstrebenswerte Zukunft haben wollte. Ana würde mich eiskalt töten. Sie würde mir das Leben nehmen und mich vernichten. Es war an der Zeit zu kämpfen und ich erklärte Ana nun den endgültigen Krieg.

Nach dieser Stunde durfte ich hinaus. Ich ging ganz allein, lief in den Park, und alles war perfekt. Die Sonne schien, ich fror nicht und in mir breitete sich zum allerersten Mal nach so vielen Monaten das Gefühl von Leben aus.

Diese endlose Gleichgültigkeit hörte hier und jetzt auf. Mir war nicht mehr egal, ob ich sterbe oder nicht. Ich wollte leben! Das wusste ich jetzt ganz genau. Ich atmete die Frühlingsluft ein, ich fotografierte alles, was mir gefiel, und weinte - nicht vor Trauer, sondern vor Freude. Ich lebte. Jetzt konnte ich endlich wieder merken, wie sich das Leben anfühlte. Ich spürte Emotionen, ich empfand Liebe und Freude, und den Drang, eine liebenswerte Person zu sein.

Ab hier änderte ich endgültig den Kurs. Ab hier entschied ich mich für das Leben. Ich entschied mich gegen all das Leid, das mein Leben seit Monaten bestimmt hatte. Es war der Moment, von dem ich geglaubt hatte, ihn nie zu erreichen. Der Moment, in dem alles klar war. In dem alles schön und lebensbejahend war.

Panik wegen einer Kugel Eis

An einem Freitagnachmittag stand Ernährungstherapie auf dem Wochenplan. Mittels dieser Therapie sollten wir einen gesunden Bezug zu unserem Essverhalten finden. Es wurde darüber gesprochen, welche Stoffe für den Körper unentbehrlich sind, wofür sie benötigt und wie sie im Körper verarbeitet werden. Außerdem wurde in dieser Therapie einmal im Monat gemeinsam gekocht. Wir mussten uns „normale" Gerichte aussuchen, die Zutaten dafür selbst einkaufen (was eine riesige Überwindung war) und das Essen unter Aufsicht zubereiten. Wir lernten, Lebensmittel wieder anzufassen und mit ihnen umzugehen.

In dieser Stunde sollte jedoch nichts Außergewöhnliches passieren und wir gingen alle entspannt hinunter in den Keller zum Therapieraum. Nachdem jeder kurz erzählt hatte, wie es ihm ging und was ihn gerade besonders beschäftigt, ergriff die Therapeutin das Wort: „Heute möchte ich etwas anderes mit euch machen. Es herrscht sehr schönes Wetter. Wir gehen hinunter ins Dorf und ich werde dort jedem eine Kugel Eis spendieren, die wir dann zusammen essen."

Panik.

Ich merkte, wie mir das Blut in den Kopf stieg, mein Puls beschleunigte sich und die Stimme in mir sagte: Bitte nicht. Bitte nicht. Bitte kein Eis.

Die Ersten begannen zu meutern. Das sei unfair. Auf so etwas war niemand vorbereitet und der Vorschlag durchkreuzte den von jedem hier durchstrukturierten Tagesplan. Man hörte wildes Geschrei. Die einen sagten, sie hätten keinen Hunger, die anderen sagten, sie würden Eis gar nicht mögen. Andere fingen an zu weinen, einige verließen den Raum mit Kommentaren wie: „Das ist doch alles scheiße hier." Die Therapeutin sagte, dass sie niemanden zwingen würde, sich jedoch sehr freuen würde, wenn der ein oder andere einfach mitkäme. Dass wir unseren Kopf nur für eine halbe Stunde ausschalten müssten und sie uns hier und jetzt verspreche, dass wir uns danach gut fühlen würden. Dass wir es überleben und sie mit uns anschließend darüber sprechen würde.

Meine Gedanken schossen wie wild hin und her. Soll ich? Soll ich nicht? Ich wollte mich doch endlich ändern, ich wollte endlich dabei sein und mein Leben umkrempeln. Doch diese Spontaneität, diese unerwartete Aussage ließen mich erschaudern. Es lief mir kalt den Rücken hinunter. Es erschien mir unmöglich, eine Handlung vorzunehmen, die ich nicht seit mehreren Tagen im Voraus geplant hatte. Meine Zwänge hielten mich immer noch in engen Grenzen. Ich schaute meine Zimmernachbarin an und wir dachten genau dasselbe: „Ich mach's, wenn du es auch machst." Nach einigen Augenblicken entschieden wir uns beide dafür, mit vier anderen zusammen die eine verdammte Kugel Eis zu essen.

Wir gingen in den Ort. Es war ein wundervoller Tag und wir saßen zu sechst auf einer Bank. Wir aßen jeder eine Kugel Eis, natürlich Zitrone, da es am wenigsten Kalorien hat und man das am ehesten mit sich und seinem Gewissen vereinbaren konnte.

Ich hasse Zitroneneis, aber das war vollkommen egal, denn ich aß hier gerade Eis! Und das war vollkommen ungeplant, nicht absehbar und zu meiner größten Verwunderung brachte es mich nicht um. Ich fühlte mich hier auf dieser Bank, Sonnenstrahlen im Gesicht, wie ein ganz normaler Mensch. Ich hatte dieses Gefühl so lange Zeit nicht mehr gehabt und in mir wurde so viel Adrenalin freigesetzt, als hätte ich etwas ganz Abgefahrenes getan. Niemand würde verstehen, wie aufgedreht ich mich gerade deswegen fühlte. Niemand, außer den fünf Personen, die alle genauso dachten wie ich.

Wir gingen wieder zurück in die Klinik, und ich war unfassbar stolz auf mich. Ich hatte das Gefühl, einen Wettkampf gewonnen zu haben, eine Siegerin zu sein. Und ich überlegte, dass mich der Gedanke den ganzen Tag gequält hätte, wenn ich es nicht einfach getan hätte. Und ich hatte es getan! Das hier war ein guter Tag. Das hier war ein Tag, an dem ich einen riesigen Schritt in die richtige Richtung gemacht hatte. Ich rief meine Mutter an und erzählte ihr von meinem Erlebnis.

Mich erreichten unzählige Briefe meiner Familie, von Freunden und Bekannten. Jeder wünschte mir das Beste und baldige Genesung. Ich las unfassbar gern die berührenden Texte der Menschen, die mich mochten. Ich gehörte zu den wenigen, die jeden Tag Briefe in ihrem selbst gebastelten Briefkasten vorfanden. Das machte mich wirklich glücklich. Hier gab es keine sozialen Medien. Kein Facebook, kein WhatsApp, Snapchat oder Ähnliches. Ich hatte hier Briefe mit Worten, die von Hand geschrieben waren. Die mit einer Marke versehen und zur Post gebracht worden waren. Die mir erzählten, dass alles gut werden würde. Dass sie auf mich zu Hause warteten und dass sie an mich glaubten. Hier hatten Menschen einen ernsthaften Aufwand erbracht, um mit mir in Kontakt zu treten. Das war so viel emotionaler als eine Textnachricht über das Handy.

Die schönsten Briefe kamen von meiner Tante. Sie erkundigte sich stets, wie es mir in der Klinik erging. Marita stellt Schmuck her. Es sind ganz unterschiedliche Sachen, die vielen Dingen einen ganz persönlichen Charakter geben. Sie schickte mir in der ersten Woche meines Klinikaufenthalts ein Armband. Es war leer, ohne Anhänger. Es war wie eine Hülle, es sagte nichts aus. Marita schickte mir nun also jede Woche einen Brief. Sie schrieb von Dingen, die mich interessierten. Doch etwas war noch viel besser: Für jeden Fortschritt, den ich machte, jeden Erfolg oder jede Veränderung, bekam ich einen Anhänger für dieses leere Armband.

Ich erhielt einen Schlüssel, der mir den Weg zu einer Tür zeigen sollte, hinter der sich ein erstrebenswertes Leben befand. Eine Sonne, die mich auch in den dunkelsten Zeiten daran erinnern sollte, ein Licht leuchten zu lassen. Einen Engel, der immer über mich wachen würde. Sie schickte mir einen Stern, der genauso einzigartig war wie jeder von uns auf dieser Erde. Einer der letzten Anhänger war ein Fahrrad. Zuvor hatte ich ihr geschrieben, dass ich nun endlich Freigang aus der Klinik hatte, hinaus konnte, und anfing die Natur zu genießen. Dass ich mich daran erfreute, den Frühling zu erleben. Es war ein Gefühl von Freiheit, das man erst zu schätzen weiß, wenn man sich gefangen fühlt. Das Fahrrad stand für meine Freiheit. Ich konnte weg, ich konnte hinaus und fahren, wohin ich wollte, wenn ich nur wieder gesund werden würde. Dann konnte ich leben, dann konnte ich ein freier Mensch sein, der sich nicht selbst in seinen Regeln unterdrückt. Ich trug das Armband jeden Tag und bin heute unfassbar dankbar für diese wundervolle Geste.

Marita erinnerte mich an das Leben, das ich haben konnte. Sie erinnerte mich daran, wie schön es sein kann, wie sehr sie und meine Familie mich vermissten und liebten. Sie erinnerte mich an all das, da ich sie immer bei mir tragen konnte. Indem sie ohne persönlichen Kontakt eine so nahe Verbindung herstellte. Ich trug meinen Fortschritt bei mir, und wenn ich an mir zweifelte, dann wusste ich bei jedem dieser Anhänger genau, was ich geschafft hatte. Dass ich stark war und gekämpft hatte. Dass es sich lohnte, weiter zu kämpfen. Dass ich nicht nur Träume, sondern Ziele hatte, und nur ich etwas daran ändern konnte. Dieses Armband entwickelte sich zum Ticket in meine Freiheit. Es wurde voll. Ich aß, ich ging zur

Therapie, und ich erkannte den Sinn in meinem Leben. Ich erkannte die Liebe, die so viele Menschen für mich aufbrachten. Ich erkannte, dass ich das Leben vermisste. Die kleinen Gesten, die das Leben lebenswert machten. Ich wollte zurück zu all diesen Menschen. Ich wollte wieder bei ihnen sein und sie bedeuteten mir zum ersten Mal wieder mehr als Ana. Das Schönste war jedoch, dass sie mich so liebten, wie ich war. Egal wie dick, dünn, groß oder klein ich war. Sie liebten mich - im Gegensatz zu Ana - unter allen Umständen.

Ana rebellierte in meinem Kopf, sodass ich Kopfschmerzen bekam. Sie beleidigte mich, versuchte mich mit jedem möglichen Mittel zurückzuholen. Sie beschuldigte mich, dass ich sie allein lassen würde. Dass sie immer für mich da war und es mehr als unfair wäre, sie jetzt einfach mit Füßen zu treten. Ana redete mir ein, dass meine Umgebung mich verletzen werde. Dass mein Umfeld nur jetzt für mich da sei, mich aber später wieder fallen lassen würde, und dass nur sie, Ana, meine beste Freundin, bis zu meinem letzten Atemzug bei mir sein würde. Doch ich hatte mich entschieden. Dafür, dass es an der Zeit war, meine beste Freundin Ana endlich loszulassen. Ich war bereit meine allerbeste Freundin Ana zu opfern. Und zwar nicht für irgendwen, für eine Sache oder einen Reiz. Ich wollte sie für das Leben opfern. Das Leben, das ich mit ihr nicht haben konnte. Denn Ana würde mich umbringen. Sie würde mich bis zum Ende begleiten, doch dann war es vorbei. Es wurde mir zum ersten Mal wirklich bewusst, dass diese Freundin keine Freundin war, denn sie würde mir das Leben nehmen, und zwar rücksichtslos und eiskalt. Ana ließ keinen Platz für Menschen. Und genau jetzt war es an der Zeit ein großes Opfer zu bringen, um einen großen Sieg zu erlangen.

Nichts und niemand würde mich mehr aufhalten, in ein Leben zurückzukehren, in dem ich Liebe von realen Menschen erfahren würde. Und jede Enttäuschung würde ich verarbeiten können, weil ich nun viel mehr Kraft hatte. Jetzt würde ich die Verantwortung und Akzeptanz dafür aufbringen, dass Schmerz zum Leben dazu gehört. Dass wir manchmal leiden müssen, um klar zu sehen. Dass die Stärksten von uns wieder aufstehen, weil sie an das Gute im Leben glauben. Weil diese Menschen begreifen, dass wir vielleicht gar nicht nach dem suchen, was wir gerade wollen, sondern irgendwann etwas viel Besseres und Größeres als das finden können, und ich erkannte endlich, welchen Reichtum ich allein durch meine Familie und deren Liebe erlangen konnte.

(Marita, ich danke dir dafür, dass du mich daran erinnert hast, wie schön das Leben sein kann, und für deine bedingungslose Akzeptanz für alles, was ich bin, war und sein möchte. Durch dich habe ich erkannt, dass ich eine Zukunft haben möchte, für die es sich lohnt zu leben. Durch dich habe ich erfahren, welchen Wert Verbundenheit und Familie haben kann. Wenn ich dir nah bin, spüre ich förmlich die Energie deiner Liebe. Danke, dass du mich niemals aufgeben würdest und erkannt hast, was mir im Leben wichtig ist. Dafür, dass wir dieselben Gefühle über Dinge teilen und uns alles erzählen können.)

Ich bin wieder Hanna

Diese Entscheidung war endgültig. In meinem Kopf hatte sich endlich alles geordnet.
Ich war nicht länger verwirrt oder unentschlossen. Ich erlebte immer wieder Momente, in denen es mir schwerfiel ein normales Verhalten einzuhalten, jedoch tendierte ich nicht mehr dazu, die Magersucht zurück in mein Leben zu holen. Ich hatte ein neues Ziel vor Augen: Ich wollte endlich wieder nach Hause kommen.

Ich nahm an allen Therapien teil und konnte mich nun endlich auch mehr in diese einbringen. Ich begann anderen Patienten von meinem Klick-Moment und meiner Gedankenwende zu erzählen. Ich versuchte sie für das Lebensgefühl zu begeistern und wurde ein aktives Mitglied der Therapien. Ich lernte mittlerweile für mein Abitur und durch mein vorbildliches Verhalten konnte ich eine Schule besuchen, die es mir ermöglichte, nach der Klinik sofort wieder in meine Jahrgangsstufe zurückzukehren. Ich hatte mir zum Ziel gesetzt, die Klasse nicht wiederholen zu müssen, was ich auch schaffte.

Endlich durfte ich auch wieder an Gruppenmahlzeiten teilnehmen. Ich stellte endlich keine Gefahr mehr für andere Patienten dar und bot mich sogar freiwillig an für das Anrichten des Essens. Ich entwickelte mich innerhalb weniger Wochen zu einer Patientin, die große Fortschritte machte. Ich durfte an einem Wochenende meine Eltern besuchen und kehrte gestärkt in die Klinik zurück. Ich arbeitete an den Fehlern, die mir an diesem Wochenende unterlaufen waren, und versuchte mein Essverhalten stetig zu verbessern.

Der Winter war vorbei. Nicht nur weil es Mai war, sondern weil ich lebte. Weil ich nicht mehr fror, weil ich erkannte, wie mir Haare und Fingernägel wuchsen, weil meine Periode wieder einsetzte und weil ich Emotionen empfand. Ich glaube, es fühlte sich mindestens genauso gut an wie der Rausch der Magersucht. Ich war gefesselt davon, Gefühle zu haben, so als hätte ich nie zuvor welche empfunden. Ich war begeistert vom Leben, von dem Neuen und allem, was in Leben auf mich wartete. Ich begann mir Gedanken zu machen. Was wollte ich beruflich machen? Was könnte ich dauerhaft tun, um mich gut zu fühlen? Was war mir hier wichtig geworden? Ich hatte Lebenslust.

Plötzlich und unerwartet wurde mir klar, welche Optionen das Leben für mich bereit hielt. Dass ich alles werden konnte, was ich wollte. Dass ich an allem Arbeiten und mich im größten Ausmaß frei entwickeln könnte. In einer der letzten Kunsttherapien ließ ich all diese Emotionen zu. Ich nahm eine Leinwand und schrieb und malte alles auf, was mir in den Sinn kam. Ich versuchte jedes Gefühl, das ich jetzt gerade empfand, aufs Papier zu bringen. Ich fühlte mich danach wie befreit. Es war so toll, all diese Therapien endlich nutzen zu können.

Aus einem ganz eigenen Impuls heraus merkte ich einige Wochen später, dass es jetzt an der Zeit war, das geschützte Umfeld der Klinik zu verlassen und endlich wieder zurückzugehen in mein Leben, in meine Heimat. Ich hatte keine Sorge und keine Angst mehr, denn ich fühlte in mir, dass ich jetzt gehen musste. Dass ich nicht mehr hierher gehörte, und bereit war, endlich allein und frei zu leben.

Ich war wieder Hanna, und ich war dabei, eine ganz neue Persönlichkeit zu entwickeln. Und das konnte ich hier in der Klinik nicht. Ich musste mehr Freiheiten genießen und mehr auf eigenen Beinen stehen, um weitergehen zu können.

Ich teilte meine Entscheidung den Therapeuten mit und diese waren damit einverstanden, dass ich die Klinik in absehbarer Zeit verließ. Ich zählte die Tage bis zu meiner Entlassung. Endlich saß ich auf dem Sofa in der Lobby, und wartete darauf, dass mein Vater mich abholte. Ich werde diesen Moment niemals vergessen. Diese Klinik war so lange mein Zuhause gewesen, mein geschützter Raum und Lebensretter. Ich konnte es noch gar nicht fassen, nicht mehr hierher zurückkehren zu müssen. Ich konnte nicht realisieren, dass ich jetzt gleich durch die Türen dieser Klinik ging und sie hinter mir ließ. Doch ich tat es wirklich.

Mein Vater kam, und ich freute mich ihn zu sehen. Meine Sachen wurden ins Auto geladen, und das bedeutete das Ende meiner Klinikzeit. Genau in diesem Moment kam schon das nächste Mädchen mit seinen Eltern, um mein Zimmer zu beziehen. Sie stand am Tag eins ihres Kampfes. Sie fing heute genau dort an, wo ich vor Monaten gestanden hatte. Wir sahen uns kurz an und ich erkannte, dass wir beide an zwei völlig unterschiedlichen Punkten in unserem Leben standen. Wir waren beide am Ende: Sie war an ihrem tiefsten Punkt angelangt und ich an meinem Höchsten. Ich wusste, dass es mir besser ging und ich wünschte ihr das Beste für eine lange und harte Reise zurück ins Leben.

Neu geboren

Ich schaffte es tatsächlich. Nachdem ich Ana den endgültigen Kampf erklärt hatte, kehrte ich zurück in ein Leben, in dem Essen zu einer regelmäßigen Notwendigkeit wurde: Ich konnte es fast schon wieder genießen.

Ich kehrte zurück nach Hause. Das Seltsame war: Als der Moment, die Klinik zu verlassen, gekommen war, schmerzte es. Ich ließ meine ganzen Gefühle, meine Tränen und meine Krankheit in der Klinik zurück. Ich hatte dort Menschen, Therapeuten und Betreuer kennengelernt, die meine Freunde geworden waren. Alles zusammen war ein Stück Heimat geworden. Es kam mir nicht mehr wie eine Klinik vor: Hier waren so viele Menschen, die mir unglaublich geholfen hatten, die mich beschützt hatten und mir ein neues Leben geschenkt hatten. Die Klinik verwandelte sich für mich: Sie war kein Ort mehr, den ich scheute oder der beängstigend für mich war. Es war ein Teil meines Lebens, den ich hier ließ. Ich begann nun ein neues Leben. Mit neuen Ansichten und einer neuen Einstellung zu meinem ganzen Leben. Ich verabschiedete mich hier von einem Kapitel meines Lebens, von dem ich dachte, es würde mich bis an das Ende meiner Tage begleiten. Ich verabschiedete mich von meiner geliebten Krankheit, von allen Zwängen, von allem, was Ballast bedeutete. Ich fühlte mich heute so, als wäre es der allererste Tag in meinem Leben.

Vor ca. einem Jahr besuchte ich eine Freundin meiner Schwester in derselben Klinik. Als ich das Haus betrat, brach ich in Tränen aus. Nicht weil ich Ana oder diese Zeit vermisste, sondern weil ich meine tiefsten und stärksten Emotionen mit diesem Ort verbinde. Die Klinik hatte mir so lange Zeit ein Zuhause gegeben, und einen Platz geboten, an dem sich mein Leben änderte. Ein Teil meines Herzens hängt dort, an den Erinnerungen und allem, was ich dort erlebte. Ich habe auch weiterhin vor, ab und zu an diesen Ort zu gehen, um mich daran zu erinnern, welchen Kampf ich dort gewann. Er ist einer der wichtigsten Orte meines Lebens.

Rückkehr in ein Leben, das ich nicht mehr kenne

Als ich in meinem Elternhaus ankam, fühlte ich mich fremd. Ich empfand es zuerst überhaupt nicht mehr als mein Zuhause. „Zuhause" war die Klinik geworden.
Es gab keinen strukturierten Tagesplan und ich wurde nicht mehr überwacht. Natürlich hatten meine Eltern ein Auge darauf, was ich aß, aber nach den Mahlzeiten konnte ich ohne weiteres in mein Zimmer gehen.

Und dann saß ich da und überlegte an meinem ersten Tag zu Hause, was ich nun tun sollte. Es war 13 Uhr, wir hatten zu mittaggegessen. Da lag mein Smartphone. Okay, es war an der Zeit sich der Realität zu stellen, also schaltete ich es ein. Wow, 498 WhatsApp-Nachrichten und mehr als 800 Neuigkeiten bei Facebook. Natürlich. Ich hatte lange nicht allen erzählt, dass ich in die Klinik ging. Ich hatte mein Handy einfach monatelang nicht mehr eingeschaltet. Mich überkam Panik. Ich scrollte durch die Startseite meiner Facebook-Seite und wurde von neuen Informationen überflutet. Es überfiel mich in einem Ausmaß, das ich nicht beschreiben kann. Ich weinte, mein Puls beschleunigte sich und ich hatte das Gefühl, als wäre ich plötzlich in einer vollkommen fremden Welt. Erst jetzt begriff ich, dass ich mich vom Leben meiner Bekannten komplett abgeschottet hatte. Keine einzige Information oder Neuigkeit, die sich in den letzten Monaten ereignet hatte, war zu mir durchgedrungen. In diesem Moment wollte ich nur noch in die Klinik zurück und nur noch ein kleines Bisschen länger den Schutz genießen, um vor meiner Außenwelt, bewahrt zu werden. Doch das ging jetzt nicht mehr. Ich fühlte mich nicht als Teil dieser Gesellschaft, sondern wie ein Mensch, der gerade neu hierher gezogen war. Als ob ich hier niemanden kennen oder verstehen würde. Jetzt kam die Realität und sie kam so plötzlich und mit einer solchen Wucht, die ich in der Klinik zwar besprochen, aber nie gelernt hatte. Ich versuchte meine Gefühle und Gedanken, zu ordnen. Das war schließlich nur die Social Media-Welt. Das hatte gar nichts zu sagen. Weshalb also ließ ich mich von diesen Dingen so beeinflussen? Warum konnte ich nicht ertragen, was ich nicht mehr wollte? Ich hatte mir das alles vorgenommen und war so überzeugt von meiner Zielstrebigkeit, diesen Dingen keinen Wert mehr beizumessen. Aber dann doch wieder. Es fühlte sich in diesem Moment wie ein Alptraum an. Ich schrie. Nach meiner Mutter.

Meine Mutter kam sofort hoch zu mir und versuchte mich zu beruhigen. Ich musste einen Weg finden, mich mit all den neuen Eindrücken anzufreunden. Musste Verständnis dafür aufbringen, dass das Leben aller Menschen und Freunde in der Zwischenzeit natürlich weitergegangen war und auch jetzt weiterging. Dass ich mich da jetzt wieder würde einfinden müssen und dass dies absolut nichts an meinen Einstellungen, meinen gesammelten Erfahrungen ändern würde.

Als mein erster Tag in der Schule bevorstand, überlegte ich lange, was ich anziehen sollte. Es war egal, was ich anzog: Ich war immer noch locker 15 Kilogramm leichter, als sie mich je gesehen hatten, und das konnte ich nicht verstecken. Mist. Aber sie würden so oder so über mich reden. Vielleicht bekam ich es mit, vielleicht aber auch nicht. Ich sah jetzt halt einfach so aus, und ich wollte mein Abitur machen. Also musste ich jetzt in die Schule gehen, egal wie ich aussah. Als ich in der Schule ankam, waren sie alle mehr als nett zu mir. Sie wollten mit mir sprechen und mich integrieren, doch niemand traute sich über meine Zeit in der Klinik zu sprechen. Es traute sich auch niemand mir zu sagen, dass ich sogar noch dünner war als vor dem Abschied von unserer Schule. Alle versuchten einfach so zu tun, als wäre nichts passiert, und das war gut für mich. Denn ich wollte gar nicht darüber sprechen, nicht, weil es so schlimm war, sondern weil ich dazu einfach noch nicht bereit war. Ich musste das alles erst selbst verarbeiten und mich in mein altes Leben zurückfinden. Mich an meine Ziele halten und versuchen mit allen und allem klar zu kommen. Manche wunderten sich darüber, dass ich wieder da war. Denn sie waren davon überzeugt gewesen, dass ich mir das Leben genommen hätte und längst irgendwo unter der Erde lag.

Nach einigen Wochen sprachen mich einige meiner engeren Freunde darauf an, dass ich ja jetzt noch dünner sei. Dass sie mich zuletzt noch mit etwas mehr Gewicht gesehen hätten. Ich versuchte von Anfang an offen zu sprechen und zu erklären, wie die Zeit in der Klinik und auch die Zeit vor der Klinik zu Hause war. Klar war, dass sie es nicht verstehen konnten, wenn ich es nicht wenigstens versuchte zu erklären, und sie kritisierten mich nicht. Es war vielmehr so, als wären sie sehr schockiert darüber, was passiert war. Ich hatte zum ersten Mal das Gefühl, dass sich Menschen in meinem näheren Umfeld dafür interessierten, wie meine Emotionen, mein Denken und die ganze Magersucht zustandegekommen waren.

Ich erzählte davon, dass ich ein psychisches Problem hatte und noch immer hätte. Ich versuchte den Mitschülern zu erklären, dass ich nicht einfach aufgehört hatte zu essen, um dünn zu sein. Dass sich in meinem Kopf ganz andere Dinge abgespielt hatten und genau das der Grund für meine Krankheit war. Ich konnte endlich sagen, dass es nicht die Models in den Katalogen waren. Dass es nicht meine Eltern und auch nicht die Erfinder von Hosengröße Size Zero schuld waren. Endlich konnte ich erzählen, dass ich immer nur große Angst davor gehabt hatte, verletzt zu werden.

Dass ich den Schmerz meiner Generation und der Gesellschaft nicht ausgehalten hatte. Ganz offen und ehrlich konnte ich zugeben, dass ich mich einfach als zu schwach für dieses Leben gesehen hatte.

Es war wie eine Befreiung: So lange hatte ich mich fremd und oberflächlich in meiner ganzen Welt gefühlt. Aber nun fand ich innerhalb weniger Wochen in mein soziales Umfeld zurück, ließ sogar Beziehungen mit ganz neuen Menschen zu. Ich integrierte mich sehr viel schneller, als ich gedacht und befürchtet hatte. Ich war glücklich mit dem, was und wie ich jetzt war. Es tat gut, endlich ehrlich sagen zu können, was ich dachte. Ich begann zum einen damit, Freundschaften wieder aufleben zu lassen, und zum anderen, neue Freundschaften zu schließen, die ich bis heute schätze.

Kartenhaus Familie

Manchmal schützen wir uns selbst vor Dingen, indem wir uns einreden, dass sie uns niemals passieren können. Wir fühlen uns abgeschnitten von traumatischen Ereignissen, damit wir weiterleben können. Wir sagen uns, dass unser Leben anders verläuft. Und dann passiert es aber doch. Wenn sich das Unheil offenbart, zieht es einem den Boden unter den Füßen weg. Dann beginnt man damit, alles, was war, alles, wofür man je gekämpft hat, in Frage zu stellen. Genau das passierte mir wenige Monate, nachdem ich die Klinik verlassen hatte und noch daran glaubte, in eine Welt zurückkehren zu können, mit der ich zurechtkommen und in der ich weiter behütet würde leben können.

Den Abend, an dem meine Eltern uns sagten, dass sie sich trennen würden, erlebte ich wie in Zeitlupe. Okay, jede zweite Ehe scheitert. Aber die meiner Eltern? Das konnte ich nicht fassen. Ich konnte es nicht verarbeiten. Ich fühlte mich wie in einem sehr schlechten, sich aber sehr real anfühlenden Alptraum. Ich hatte die letzten Monate meinen Fixpunkt so sehr auf meine Familie gelegt und mir immer und immer wieder geschworen, ihnen mein Leid nicht länger anzutun. Aber in diesem Moment erschien mir dieser Kampf dafür vollkommen sinnlos. Hatte ich nicht genau für sie und für all das, was zu unserem Familienleben gehörte, Ana aufgegeben? Ihnen zuliebe wollte ich meine Krankheit und meine Liebe zu Ana beenden. Ich wollte, dass die Magersucht keine Belastung mehr für meine Familie darstellte, und jetzt wurde mir diese ganze Energie durch eine vollkommen unkontrollierbare Situation genommen. In diesem Moment zerbrach meine Illusion von Leben. Ich fragte mich, womit ich das alles verdient hatte. Meine Gedanken waren kurzzeitig wieder nicht klar, sie gingen hin und her.

Der erste Gedanke, der mir durch den Kopf schoss, war: „Warum bist du nicht verdammt nochmal an dieser Krankheit gestorben?" Denn ich wusste, dass mich genau jetzt die Härte und der Schmerz des Lebens treffen würden durch diese von mir nicht kontrollierbare Situation. Genau diesen Schmerz, der jetzt plötzlich wieder da war,

hatte ich durch die Magersucht immer vermeiden können. Die Möglichkeit, mit sanften Maßnahmen zurück ins Leben zu finden, war für mich jetzt offensichtlich nicht mehr möglich. Ich würde sofort mit einer Ausnahmesituation klarkommen müssen. Das würde ich nicht schaffen, davon war ich fest überzeugt. Kurzzeitig nahm ich mir sogar vor, zu Ana zu flüchten, sie diesmal endlich zu lieben, nie wieder den anderen oder generell Menschen zu vertrauen und Ana nun bis ans Ende bei mir zu tragen.
Genau jetzt zeigte das Leben, dass alles endlich ist. Dass meine einzige und so wichtige Stütze, meine Familie, genauso vergänglich war wie alles andere in meinem Leben. Gefühlsmäßig fiel ich in eine Art Trancezustand. Es war, als läge über mir ein Schleier, der mir vorgaukelte, dass das hier nicht real sein konnte.

In dieser Situation wurde mir jedoch eine ganz entscheidende Sache bewusst: Der Mensch ist ein Wesen, der sich an jeden Umstand gewöhnen kann. Wir sind anpassungsfähig, egal wie schmerzhaft und verstörend ein Ereignis ist. Tief in uns sitzt der Überlebenswille fester als wir manchmal glauben, und dadurch schützen wir uns selbst davor, durch solche Ereignisse vollkommen zerstört zu werden.

Die nächsten Wochen waren für unsere ganze Familie eine Achterbahnfahrt der Gefühle. Alles war neu und fremd und wir wussten manchmal nicht, wie wir uns untereinander verhalten sollten. Während ich an meinem großen Fenster saß und weinte, fühlte ich mich einsamer als jemals zuvor. Ich wollte nicht mehr an das Gute im Leben glauben und nicht mehr an das, was vor mir lag. Ich wollte es nicht erleben, weil es mir Angst machte. Es schien mir so, als würde die Zukunft für mich noch sehr viel mehr Schmerzen bereithalten als die Gegenwart, und ich fühlte mich nicht dazu im Stande, noch mehr Schmerzen ertragen zu können. Wie viel schlimmer konnten Verlassensängste noch werden? Was musste passieren, damit ich die nicht endgültige Kontrolle verlor?

Natürlich war mir bewusst, dass es eine Menge Menschen auf dieser Welt gibt, denen viel Schlimmeres widerfuhr. Menschen, die im Krieg leben oder mangels Lebensmittel hungern. Doch das hier war meine Welt.

Das hier war alles, was mir wichtig war. Und wenn das zerbrach, dann erschien es mir sinnlos, für etwas zu kämpfen. Ich dachte auch darüber nach, ob ich einfach zu verletzlich war für die Dinge, die das Leben mit sich brachte. Aber genau das wollte ich doch eigentlich ändern. Ich wollte doch endlich lernen, mit Verlusten und Niederlagen zu leben.

Ich haderte mit mir selbst, denn ich wusste, wenn ich mich noch ein einziges Mal für Ana entscheiden würde, dann galt das für immer. Ich wusste, wenn ich jetzt zu Ana zurückging, dann widersprach ich jedem Satz, mit dem ich mich von ihr getrennt hatte. Wenn ich jetzt dorthin ginge, dann würde ich für sie sterben. Das wusste ich. Dann gab es kein Zurück, dann gab es kein Leben mehr für mich.

Doch irgendwann, nach unzähligen Nächten des Grübelns, fiel dieser Schleier endlich von mir ab und ich sah wieder klar. Ich war an einem Punkt in meinem Leben, an dem ich erkennen musste, dass zwar eine bestimmte Vorstellung von „Familie“ in mir starb, doch nicht diese Menschen selbst. Meine Eltern würden nach wie vor zu meinem Leben gehören. Sie gingen zwar getrennte Wege, doch sie würden meine Eltern bleiben und meinen weiteren Lebensweg miterleben. Unabhängig davon kam ich mir sehr egoistisch vor. Ich suchte seit Jahren verzweifelt mein Glück ohne Rücksicht zu nehmen auf das Glück anderer. Im Unterbewusstsein verlangte ich, dass sich andere für mich aufopferten. Und das war nicht in Ordnung.

Ich begriff vor allem eins: Ich wollte Glück für meine Familie und das bedeutete, dass ich dieses Glück nicht nur für mich wollte. Ich wollte, dass jedes Mitglied in meiner Familie sein Glück fand. Nun stand zumindest eins fest: Meine Eltern konnten nicht zusammen glücklich sein. Warum konnte ich es ihnen nicht erlauben, dass auch sie ihr Leben in dem Maß leben durften, das sie mit Glück erfüllte? Wenn ich eines in dieser ganzen Zeit mit der Magersucht gelernt hatte, dann war es doch, dass man nur dann gesund und erfüllt leben kann, wenn man aufrichtig liebt und lebt. Wenn man das Glück der Menschen spürt, die einem das Herz füllen.

Dass es unverzichtbar für uns ist, dem Herzen zu folgen, um Glück zu erleben. Meine Eltern waren nicht einfach nur Eltern, sie waren Menschen, die genauso geliebt werden und einen Sinn in ihrem Leben finden wollten wie ich. Ich fühlte mich schlecht damit, sie dafür verurteilt zu haben.

Abgesehen davon erkannte ich, dass ich mich von meinen Eltern viel zu abhängig gemacht hatte. Ich durfte nicht ausschließlich für sie oder andere Menschen kämpfen. Ich war hier und hatte Ana hinter mir gelassen, weil ICH leben wollte. Weil ich mich dazu entschieden hatte, mein Leben in die Hand zu nehmen und an mir zu arbeiten. Es war an der Zeit, Verantwortung für mich und mein Leben zu übernehmen, und zwar unabhängig von meinen Eltern. Ich musste jetzt lernen, mein eigenes Glück zu finden, mit Rückschlägen umzugehen und mir ein Leben aufzubauen, das für MICH erstrebenswert ist und nicht für meine Eltern. Meinen eigenen Träumen nachzugehen und sie zu realisieren. Denn eines war doch ganz offensichtlich: Ich liebe meine Eltern, aber ich lebte mein eigenes Leben jetzt und hier.

Meine Mutter und mein Vater fanden später die Liebe, die sie beide heute vollkommen erfüllt. Sie fanden die Personen, die zu ihnen passen und alles, was sie sind, teilen. Obwohl ich meine Eltern mein ganzes Leben lang kannte, empfand ich sie plötzlich als ganz neue Personen. Wenn man immerzu in derselben familiären Gemeinschaft lebt, wird man blind dafür, ob und wie sich Menschen verändern. Dann nimmt man nicht bewusst wahr, wie unglücklich vielleicht einzelne Mitglieder der Familie sind. Es liegt an der Gewohnheit: Es liegt daran, dass der Mensch sich gerne in Gewohntem ausruht und es ihm schwerfällt, neue Wege zu gehen, die befremdlich sind und daher Ängste auslösen. Zu Änderungen gehört viel Mut. Ich empfand meine Eltern nicht als fremd oder distanziert. Ich empfand sie als endlich glücklich.

Auch wenn ich den familiären Konflikt und alles, was zu dieser Trennung dazu gehörte, vorerst als einen Zusammenbruch meiner Existenz sah, bin ich heute mehr als glücklich, dass diese Entscheidung getroffen wurde.

Ich liebe die neuen Partner meiner Eltern. Sie sind ein Teil meiner Familie geworden. Ich liebe sie, weil sie meine Eltern lieben. Weil sie mich und meine Schwester behandeln, als wären wir schon immer ein Teil ihrer Familie gewesen. Ich kann mit jedem von ihnen meine Gefühle, Emotionen und auch Erinnerungen an die Magersucht teilen.

Ich habe durch die Trennung meiner Eltern niemanden verloren. Ich habe meine Eltern als glückliche Menschen kennengelernt und zwei weitere Menschen lieben gelernt. Es macht mich glücklich, diese Menschen glücklich zu sehen, und ich bin dankbar für diese Erfahrung und für jeden Moment, den ich jetzt mit ihnen teilen darf. Mir ist jetzt vollkommen bewusst: Jeder Mensch hat das Recht auf vollkommene Liebe und vollständiges Glück.

Loyalität

Was genau bedeutet Loyalität?

Dieser Teil meiner Aufzeichnungen hätte in viele Kapitel aufgenommen werden können, doch ich möchte ihn gesondert darstellen.

Während sich die ersten Züge meiner Erkrankung zeigten, lernte ich Moritz kennen. An dem Tag, an dem wir uns zum ersten Mal trafen, wog ich exakt 55,6 Kilogramm. Ich war schlank, hatte gerade das Gespräch mit der Therapeutin hinter mir, doch man sah mir noch nicht an, dass ich wirklich krank war. Auf Anhieb verstanden wir uns gut, es fühlte sich frei an und zwanglos. Er war jemand, der überhaupt keine Ahnung davon hatte, wer ich war und in welcher Situation ich mich gerade befand. Das tat gut. Ohne ernsthafte Hintergedanken führten wir unsere Freundschaft einige Wochen lang fort. Moritz erkannte, dass ich nicht viel und nur sehr eingeschränkt aß, doch es spielte vorerst keine große Rolle.
Während ich immer dünner wurde und auch mein Befinden zunehmend negativer wurde,

hatten wir erste Gespräche darüber, was hier gerade mit mir passierte. Ich vertagte und verlagerte diese nach hinten, bis es nicht mehr ging. Ich wusste seit einigen Wochen, dass ich in eine Klinik gehen würde. Dass ich minderjährig war und meine Eltern diese Entscheidung bereits getroffen hatten. Ich hatte Angst vor seiner Reaktion, wenn er davon erfahren würde, doch ich musste endlich ehrlich zu dem stehen, was nun war. Auch wollte Ana unbedingt, dass ich zu ihr stand.

Ich zitterte, während ich die SMS in mein Handy tippte: „Ich habe ein Problem mit dem Essen. Ich habe Magersucht und muss in eine Klinik. Ich muss wissen, ob du mich dabei unterstützt. Ich möchte dich nicht verlieren."

Er las die Nachricht sofort, das sah ich an den grünen Haken im WhatsApp- Verlauf, doch ich bekam zuerst keine Nachricht. In den darauf folgenden Stunden dachte ich mir: Das war es.

Ich hatte jemanden kennengelernt, der damit leben konnte, wie ich war, doch jetzt, wo ich es aussprach, war es etwas anderes.

Ich schlief mit dem Gedanken ein, dass er sich nie wieder bei mir melden würde.

Am nächsten Tag erhielt ich eine Nachricht, mit der ich nicht gerechnet hatte: „Ich möchte dich auch nicht verlieren, wir schaffen das." Ich weinte. Und zwar nicht, weil ich so erleichtert war, sondern weil ich so angenommen wurde, wie ich gerade war. Von jemandem, der mich eigentlich kaum kannte. Wir waren von jetzt an ein Paar. Dabei gab es nur ein Problem: Ana stand zwischen uns.

Wenn ich mit Moritz zusammen war, dann war es nicht nötig zu erklären, warum ich nicht aß. Er verstand es nicht, akzeptierte es aber. Er akzeptierte es, weil er mich liebte für das, was in mir war. Weil er immer mehr in mir sah als nur eine Magersüchtige. Weil er trotz allem erkannte, welche Persönlichkeit ich war. Während ich schwächer wurde, hörten wir auf Unternehmungen zu machen, wir saßen zu Hause, schauten Filme, die ich sehen wollte. Wir gingen nicht mehr zu den Partys, die andere in unserem Alter besuchten. Die Tage vergingen und hatten immer denselben Inhalt, ohne dass er auch nur einmal sagte, dass es ihn langweile. Aus heiterem Himmel ergriffen mich Weinanfälle, die Stunden andauerten. Er tröstete mich, sagte jedoch nie, dass ich ihm erklären müsse, weshalb ich so bitterlich weinte. Wenn ich nicht meinen Suppenteller leer aß, dann war er nicht böse, sondern schaute mich mit einem Blick an, der mir sagte: „Ich wünschte, du könntest es." Wir stritten nicht. Und wenn seine Bekannten unsere Beziehung in Frage stellten und wissen wollten, weshalb er mit jemandem zusammen war, der nicht ausgehen konnte und wollte, dann nahm er mich jederzeit in Schutz. In einer Sache war ich mir fast so sicher, wie in meiner Liebe zu Ana: Er würde mich damit nicht allein lassen.

Schneller als gedacht kam meine Abschiedsfeier, das Wissen, dass ich auch ihn mindestens drei Wochen nicht sehen und hören würde. Dass das jetzt vielleicht den Kontaktabbruch bedeutete. Doch auch diese Zeit überstanden wir. Sobald ich Außenkontakt haben durfte, erreichten mich seine Briefe, Anrufe und Besuche. Jedes mögliche Wochenende verbrachten wir zusammen in der Klinik, und in jedem Moment, den wir für uns hatten, beteuerte mir Moritz, wie stolz er darauf sei, dass ich Fortschritte machte und wofür ich dies tat. Das trieb mich nach vorn. Ich wollte weg von der Klinik und endlich wieder freie Zeit mit ihm verbringen. Jedes Wochenende hatte er die Möglichkeit mit seinen Freunden auszugehen, zu feiern und das Leben zu leben, das man mit fast achtzehn Jahren lebt. Er entschied sich aber dagegen. Er entschied sich dafür, jedes Wochenende in eine Klinik zu fahren, um seine essgestörte Freundin zu unterstützen. Er entschied sich dafür, sich hinzusetzen und einen Brief zu verfassen, während alle anderen auf ihren Smartphones ihre WhatsApp-Nachrichten tippten. Das war nicht selbstverständlich. Das war Loyalität.

Sobald ich die Klinik verließ, sahen wir uns viel. Doch es war anders. Ich war nicht mehr der Mensch, den er kennengelernt hatte. Ich war launisch und gereizt von mir selbst. Ich haderte mit meiner Gewichtszunahme und dem ständigen Zwang, mein Verhalten ändern zu müssen. Ich war stets mit mir selbst beschäftigt. Auf der einen Seite war ich so dankbar für die Unterstützung und den Halt, den er mir gab, auf der anderen Seite hatte ich das Verlangen, mein Leben um 180 Grad

zu drehen. Ich befand mich selbst in einer Phase, in der ich nicht wusste, was ich wollte. Ich begriff, dass der Heilungsprozess von dem, was ich erlebte, nicht nur in der Klinik stattfand, sondern dass ich auch jetzt noch sehr viel dafür tun musste, um nicht rückfällig zu werden. Dass es auch jetzt einen Kampf gegen Ana gab, den nur ich allein führen konnte.
Wir verloren das, was uns gegenseitig angezogen hatte. Es war fast so, als hätte nur die Magersucht uns zusammengehalten. Als wäre sie der Mittelpunkt unserer ganzen Beziehung gewesen. Und jetzt, wo wir die Zeit hatten, ein gesundes Leben zu genießen, konnten wir es nicht miteinander. Moritz verließ mich nach einigen Monaten und wir gingen getrennte Wege.

Heute weiß ich, dass dieser Mensch, der nicht mehr als eineinhalb Jahre mein Leben teilte, mehr über mich weiß, als viele andere Menschen, die mich schon ewig kennen. Wir haben den Kontakt zueinander nicht endgültig verloren und unterhalten uns heute oft darüber, dass wir diese gemeinsame Zeit ganz unterschiedlich empfanden.

Und manchmal ist es so, als würde Moritz mir Geschichten erzählen, in der ich mich selbst als eine außenstehende Person betrachte. Er erzählt mir Dinge, die in meiner Erinnerung verschwommen sind, an die ich mich kaum erinnere. Trotzdem spüre ich im selben Moment, dass er die Wahrheit sagt. Dass er von uns beiden der Mensch war, der zu dieser Zeit wirklich aktiv gelebt hat.

(Moritz, wie kann ich das, was ich sagen möchte, in Worte fassen? Vor einigen Monaten sprachen wir das erste Mal nach so vielen Jahren über all das, was uns in dieser Zeit bewegte. Einer deiner Sätze brannte sich in mein Gehirn: „Die Magersucht, das warst nicht nur du. Auch ich habe einen Teil meines Lebens damit verbracht, und ich finde, dass ich das Recht habe, nach all den Jahren zu verstehen, weshalb du so warst." Ich habe nie darüber nachgedacht. Nie, dass es auch ein Teil von deinem Leben war, Moritz, und dass ich nie mit dir über das sprach, was ich fühlte. Genau deshalb gehört dieses Buch auch dir. Damit du endlich verstehen kannst, was ich empfand. Ich möchte mich bei dir für deine unfassbare Loyalität bedanken. Dafür, dass du mich geliebt hast, als ich es am wenigsten verdiente. Dafür, dass du mir gesagt hast, dass du mich liebst, auch wenn du niemals verstehen konntest, weshalb ich das Leben verweigerte. Dafür, dass du mich zu jedem Zeitpunkt besucht und mir geschrieben hast. Dass du darauf gewartet hast, dass ich Telefonzeit in der Klink hatte, anstatt mit deinen Freunden loszuziehen. Dass du an mich und uns geglaubt hast. Ich danke dir für all die Opfer, die du erbracht hast, von denen ich selbst nicht weiß, ob ich sie erbringen könnte.

Und am Ende unserer achtstündigen Aussprache sagtest du die selbsterfüllende Prophezeiung, mit der ich heute lebe: „Es war mir vollkommen egal, ob du 100 oder 30 Kilogramm wiegst, ich habe etwas ganz anderes an dir geliebt. Das, was du bist." Während so viele Menschen das Schlechteste in mir sahen, hast du das Beste in mir erkannt. Ich werde dir ewig dankbar sein für das, was du in dieser Zeit für mich getan hast.

Geschwisterliebe

Nachdem mein Leben allmählich wieder sein Gleichgewicht fand und ich noch damit beschäftigt war, nach der Trennung meiner Eltern nicht zurück in die Essstörung zu fallen, bekam ich wieder einen neuen Blickwinkel auf die Realität des Lebens. Ich erhielt ihn durch einen Menschen, der mir zwar genetisch sehr nahe steht, mit dem ich aber eher aneinander vorbeigelebt hatte. Es ging um meine Schwester Lisa. Eines Abends bat sie mich um ein ernstes Gespräch. Ich hätte niemals auch nur im Ansatz daran gedacht, was jetzt kam.

Meine kleine, so unerschütterliche Schwester offenbarte mir ihre derzeit größte Wunde. Lisa erkrankte an Bulimie.

Bulimie: Beschreibt eine Störung im Essverhalten, die durch Heißhungerattacken und darauffolgendes Erbrechen geprägt ist. Selbstbestrafung und Selbsthass spielen in der Bulimie eine große Rolle. Bei Erkrankten, die viele Jahre unter dieser Erkrankung leiden, kann es zu einem Riss der Speiseröhre kommen. Dies endet oft tödlich.

Sie hatte sich dazu entschieden, exakt denselben Weg wie ich zu wählen, um die Trennung unserer Eltern und andere Konflikte zu kompensieren.

Als ich diese Offenbarung zum ersten Mal hörte, war ich eifersüchtig. Woher nahm sie sich jetzt das Recht, Emotionen, Gefühle und und Stress ausgerechnet in einer Essstörung auszudrücken? Die Krankheit, die ich so sehr liebte und die ich mir zu Eigen gemacht hatte, aber letztendlich losließ. Ich wollte doch, dass niemand mir jemals diese Liebe nahm. Und ich wollte sie auch nicht teilen.

Aber dann fiel es mir wie Schuppen von den Augen. Lisa hatte immer stark sein müssen. Sie war stark, als ich schwach war, sie war stark, als sich unsere Eltern trennten. Sie war seit Jahren jeden Tag immer und immer wieder ausschließlich stark gewesen. Im Grunde war sie die Große, die Haltende, die Unterstützende gewesen. Dabei war es im Grunde doch meine Aufgabe als die Ältere auf meine kleine Schwester Acht zu geben... Ich tat es aber nicht.

Lisa hatte sich nie beklagt. Sie hatte nie etwas kritisiert und alles, was ich tat, hingenommen. Sie hatte nie gekontert, obwohl ich mich ihr gegenüber oft so unpassend verhalten und sie angeschrien hatte. Sie hatte alles in sich hineingefressen und als Außenstehende genau mitansehen müssen, wie krank ich war. Dass es nichts gab, was mir half und ich mich jedem Widerstand gnadenlos entgegenstellte. Doch jetzt konnte sie einfach nicht mehr. Sie suchte vermutlich seit Monaten nach einem Ausweg für ihre Gefühle und durchlebte genauso unbemerkt wie ich damals einen Prozess, der gerade jetzt nur eine Lösung bereit hielt: eine Essstörung. Ich fragte mich: Warum denn Bulimie?

Die Frage ließ sich eigentlich ziemlich einfach beantworten. Sie hatte eine sehr lange Zeit noch viel extremer als ich miterlebt, wie meine Eltern unter meiner Erkrankung litten. Es hatte auch sie belastet und genau das wollte sie nicht. Sie wollte nie Ballast sein. Für niemanden. Sie wollte keine Aufmerksamkeit auf sich lenken, da ich meine Eltern so viel Energie gekostet hatte, und sie wollte allen anderen möglichst gerecht werden. Sie wusste, dass das Essen schon lange kein

selbstverständlicher Prozess mehr war. Es wurde danach geschaut, was und wie oft wir aßen.
Meine Schwester hatte sich unzähligen Fragen über meinen nie stattgefundenen Suizidversuch stellen müssen. Sie hatte für mich seit einer Ewigkeit gekämpft, für ein positives Bild, und den Versuch, Gerüchte über mein plötzliches Verschwinden aus unserer Stadt aus der Welt zu räumen. Sie war jeden Tag in die Schule gegangen und wusste, was sie dort erwartete. Sie war nicht wie ich. Sie hatte nicht gesagt: „Ich will da nicht mehr hingehen." Sie hatte es über sich ergehen lassen. Sie hatte all die bösen Dinge über mich gehört und ertragen.

Lisa war nicht Lisa gewesen. Sie war die Schwester der verhungerten und psychisch Gestörten gewesen. Der Fokus lag immer nur auf mir. Ihre Persönlichkeit und ihr Wesen wurden vollkommen vernachlässigt, denn ICH war die Kranke. Es ging immer nur um mich. Durch die Bulimie war es also möglich, ein normales Essverhalten vorzutäuschen und trotzdem einen Pol zu finden, an dem man sich entladen konnte. Sie kotzte sich wortwörtlich darüber aus, was passiert war. Und dazu hatte sie nun wirklich jedes Recht der Welt.

Bis heute möchte mir kein Mensch ehrlich sagen, dass ich eine Mitverantwortung dafür trage. Ich trage nicht für alle Entwicklungen meiner Schwester und meiner Familie Verantwortung, das ist klar. Doch zu einigem habe ich dennoch meinen erheblichen Teil beigetragen. Ich trage die Verantwortung dafür, dass ich Lisa während meiner Erkrankung jederzeit in den Hintergrund gedrängt habe. Ich trage Verantwortung dafür, ein extrem falsches Vorbild gewesen zu sein und sie schlecht behandelt zu haben. Außerdem trage ich Verantwortung dafür, dass ich sie einer Gesellschaft ausgesetzt habe, die ich selbst nicht mehr ertragen wollte. Sie musste sich jeden Schultag unzählige Kommentare, Beleidigungen und Gerüchte über mich anhören. Ich habe mich aus dieser Situation herausgezogen, als es mir zu viel wurde. Ich habe den einfacheren Weg gewählt. Sie hat sich der Sache jeden Tag aufs Neue stellen müssen und nie den Glauben an meine Person verloren.

Sie war damals das stärkste Glied unserer Familie, ohne dass es jemand bemerkte.

Ich konnte Lisa nur einen Rat geben, nachdem ich zu diesen Erkenntnissen kam. Sie sollte sich sehr viel früher eine ambulante Therapie suchen. Sie sollte direkt von Anfang an kämpfen, bevor die Krankheit zu viel Macht bekam. Sie vertraute mir. Die Therapie half. Nach einigen Rückfällen und Enttäuschungen fand sie sehr viel schneller als ich einen Weg heraus aus dieser Krankheit, und es war kein stationärer Aufenthalt notwendig. Ich riet ihr dazu, sich trotz allem unseren Eltern anzuvertrauen. Wir führten diese Gespräche gemeinsam und ich versuchte sie bestmöglich zu unterstützen. Das war ja wohl das Mindeste, was ich ihr als Schwester schuldig war. Und ein Schuldgefühl zu haben ist auch nicht immer schlecht. Es war vollkommen berechtigt. Ab hier waren wir andere Geschwister. Wir interessierten uns mehr füreinander, sprachen offener miteinander und obwohl wir zwei sehr unterschiedliche Menschen mit sehr verschiedenen Ansichten und Interessen sind, respektierten wir uns endlich nach so vielen

Jahren. Wir zogen für uns den bestmöglichen Vorteil aus unseren Erkrankungen und versprachen uns, immer für einander da zu sein.

(Lisa, du bist mein Kämpferherz. Ich habe ein Zitat gelesen, in dem es heißt: „Die Wahrheit ist, je mehr sich Dinge verändern, umso mehr gleichen sie sich. Und manchmal, manchmal ist Veränderung etwas Gutes. Und manchmal ist Veränderung alles." Wir beide sind so unterschiedlich, wie es nur sein kann. In unserem Inneren verbinden uns genau dieselben Dinge. Du hast mir beigebracht Menschen zu akzeptieren, die nicht genauso sind wie ich. Menschen, die andere Interessen, Kulturen und einen anderen Humor haben. Ich danke dir für deine Offenheit, dein Vertrauen und deine unbändige Liebe für unsere Familie. Vor allem aber für deinen Schutz. Dafür, dass du mich immer vor Negativem bewahrt hast, dass du dich wie eine Wand vor mich gestellt und niemals ein schlechtes Wort über mich hingenommen hast. Du hast mich verteidigt, mich geliebt und für alles, was ich war, Verständnis aufgebracht. Du hast mich vor so unglaublich vielen bösen und emotional schädigenden Dingen geschützt. Du hast mich vor Menschen beschützt. Ich danke dir dafür, dass du stark genug für uns beide warst.

Ich werde mich ein Leben lang mit dir verbunden fühlen.)

Das Leben mit der Krankheit

Wenn ich heute Menschen von der Magersucht erzähle, dann ist die am häufigsten gestellte Frage: „Wie geht es dir heute damit? Wie lebst du jetzt damit?"

Die Magersucht ist jeden Tag ein Thema in meinem Leben und sie wird es auch immer bleiben. Sie fühlt sich wie ein ferner Vertrauter an. Ich weiß, sie ist da, aber ich möchte sie nicht an meiner Seite zurückhaben. Ich höre sie nicht mehr und sie gibt mir auch keine Anweisungen mehr, denn sie weiß, dass sie jetzt keinen Einfluss mehr auf mich haben kann. Ich kenne sie unglaublich gut, aber es ist wirklich schwer, sie zu beschreiben. Ana ist eine Option, eine Hintertür, die ich mir mein Leben lang offenlassen werde. Es gibt mir ein beruhigendes Gefühl zu wissen, dass sie immer da sein wird, und doch habe ich das Ziel, sie nie wieder zurückkommen zu lassen. Die Magersucht ist ein Teil von mir, denn mein Leben wäre ohne sie völlig anders verlaufen. Ich wäre heute nicht der Mensch, der ich bin, wenn Ana nicht gewesen wäre. Und das ist einer der wenigen Dinge, für die ich ihr danke.

Dass ich in meinen Augen ein besserer Mensch geworden bin. Dies ist einer der Gründe, warum ich sie immer noch liebe.

Vor allem aber versuche ich den Menschen, die mich danach fragen, ein Verständnis für diese Krankheit zu geben. Dass diese Krankheit nicht dadurch entsteht, ein paar Models in Katalogen zu sehen und sich dabei zu denken: „Hey, so muss ich jetzt auch aussehen. Ich wäre gerne dünn und deshalb esse ich jetzt einfach nichts mehr." So ist es nicht. Niemals. Diese Krankheit ist durch und durch psychisch bedingt und viele wissen das überhaupt nicht. Dass es hierbei um Kontrolle geht, um Kontrolle über alles, die unendliche Angst vor dem Scheitern, dem Enttäuschen und Versagen. Dass es darum geht, sich selbst eine Schutzwand aufzubauen, um unantastbar für jegliche Emotionen und Gefühle zu werden. Die Magersucht umfasst nicht nur eine Gewichtsreduktion auf der Waage, sie übernimmt das komplette Wesen eines Menschen. Die Gedanken, das Fühlen, Handeln und alles, was diesen Menschen ausmacht. Genau das macht sie zu einem fast unberechenbaren Gegner. Ich wollte nie

wie ein Model aussehen und am Ende auf irgendeinem Laufsteg landen. Dieser Punkt war rasch überschritten. Es ging nicht um 55, 50 oder 45 Kilo. Selbst 0,5 Kilogramm wären zu viel gewesen.
Wahrscheinlich hätte nicht einmal schwerelos gereicht. Es ging darum, diese Zahl beeinflussen zu können, darum, etwas außergewöhnlich Ehrgeiziges zu erreichen, ohne Beeinflussung durch andere Faktoren. Eine Sache, die nicht durch äußere Einflüsse wie Stress oder Angst manipulierbar ist, wenn man stark genug ist. Sie ist diese eine Sache, die ganz allein einem selbst gehört. Das mag egoistisch klingen, aber etwas nur für sich zu haben, kann schön sein. Vor allem, wenn das eigene Gehirn dieses Etwas zu einer Person macht.

Für Außenstehende ist es immer schwer, zu verstehen, wie intensiv diese Liebe zu einer Krankheit sein kann. Doch allein durch ihr Eintreten treibt sie das gesamte soziale Umfeld in den Hintergrund. Sie schafft die absolute Gleichgültigkeit jedem Lebewesen gegenüber. Die Magersucht ist primär auch deswegen so gefährlich, weil sie keinen Raum für etwas anderes lässt.

Man klammert sich an sie und doch hat man das Gefühl, verloren zu sein, wenn man sie nicht mehr hat. Sie wird eine Notwendigkeit. Ich hatte unfassbare Angst, ihr zudersprechen, sie gehen zu lassen oder ihr die Stirn zu bieten. Ihre verletzenden und harten Worte, die jederzeit Kopfschmerzen bereiteten. Ich war der festen Überzeugung, ohne sie nicht leben zu können und auch nicht zu wollen. Und ja, es ist schwer nachvollziehbar, dass etwas so Ungreifbares das Wichtigste in einem Leben werden kann.

Wenn ich diese Dinge erzähle, dann lautet die nächste Frage meist: „Was genau hilft, da wieder herauszukommen?" Ich glaube, diese Frage muss jeder Erkrankte individuell beantworten. Jeder befindet sich in einer anderen Lebenslage, anderen sozialen Umständen und hat Vorlieben, die ihm dabei helfen können, wieder zurück ins Leben zu finden, ob es nun Musik, Schreiben oder Malen oder etwas Anderes ist. Die Dinge, die wir lieben, halten uns am Leben.
Vor allem glaube ich, dass ein Klinikaufenthalt zu jedem Zeitpunkt der richtige Weg ist. Ich hätte mein Verhalten ändern können,

wenn ich nicht aus meiner gewohnten Umgebung herausgerissen worden wäre. Ich brauchte es, in einem fremden Umfeld zu leben und auf soziale Medien zu verzichten, auch wenn mir das alles anfangs sehr schwerfiel. Besonders gut gefiel mir das Konzept der Klinik. Es ging nicht darum, ein Zielgewicht zu erreichen oder die Patienten zu Dingen zu zwingen. Diese Klinik hat erkannt, was eine Essstörung ausmacht und das kein Gewicht der Welt die gebrochene Psyche heilen kann.

Es wurde also viel mehr Wert auf die Individualität der Patienten gelegt. Hierzu gehörten zwar Standardtherapien wie Einzel-, Gruppen- oder Ernährungstherapie, jedoch hatte man zu jeder Zeit die Option, Einzelstunden in Musik-, Kunst, oder Körpertherapie zu nehmen. Wir waren in den Dingen, die wird dort taten oder sagten, sehr frei. Ich bekam in der Klinik das Gefühl, angenommen zu werden und alle Zeit der Welt zu haben, um mich so frei und gut wie möglich zu entfalten und mich neu erleben zu können. Die Therapien gaben mir das Gefühl, dass ich alles sein und werden kann, was ich möchte.

Dass ich hier einen Platz hatte, der zeitlich nicht begrenzt war. Vielmehr war es so, dass bei mir der eigene Wille dazu beitrug, die Klinik zu verlassen, um in das „echte" Leben zurückzugehen, als ich mich dazu bereit fühlte, als ich endlich wieder leben wollte.

Da ich den Luxus einer Zusatzversicherung genießen konnte, erhielt ich jede Woche eine zusätzliche Therapiestunde beim Leiter der Klinik. Diese Stunden brachten mir unglaublich viel. Ich erinnere mich kaum an eine Stunde, in der ich nicht geweint habe, und das war richtig so. Er erkannte die Problempunkte, die ich vermeiden wollte, und hinterfragte sie so sehr, dass ich mich mit ihnen auseinandersetzen musste. Er zeigte mir stets neue Denkansätze und ermunterte mich, jedes Gefühl frei zu lassen. Er inspirierte mich dazu, mein Verhalten zu hinterfragen, Kern und Auslöser meiner Krankheit zu finden und mich diesem Schmerz zu stellen. Auf meinem langen Weg mit verschiedenen Psychotherapeuten habe ich niemals jemanden wie Prof. Dr. Huber in Bad Oeynhausen kennengelernt. Bis heute ist er für mich ein Vorbild, und ein Segen für jeden, der seine Zeit und Therapie genießen darf.

Ich danke ihm dafür, dass er dazu beitrug, mir das Leben zu retten.

Ich werde niemals den Gedanken ausblenden können, immer und immer wieder Kalorien zu zählen. Ich werde niemals Gewicht abnehmen können, ohne einen kleinen Freudenruf von Ana zu hören. Ich werde niemals damit aufhören, ein leicht verzerrtes Bild meines Körpers zu haben. Doch eine Sache kann ich: Ich kann damit umgehen. Ich kenne meine Grenzen und die Schnittstelle, an der ich aufpassen muss, nicht auf den falschen Weg abzubiegen. Ich kann alles essen und zu mir nehmen, egal welche Kalorienzahl es hat. Ich kann es aushalten, nicht jeden Tag auf die Waage zu steigen. Und ich kann es ertragen mich im Spiegel anzusehen und mir dabei zu denken: „Ja, das bin ich." Viele Dinge an mir gefallen mir nicht und ich schäme mich manchmal für sie, aber das bin nun einmal ICH. Und das ist okay so. Das Bild meines Körpers sagt rein gar nichts über mich als Menschen aus, ob ich stark oder schwach bin, gut oder schlecht.

Ich lebe jeden Tag mit der Magersucht, und seitdem ich aus der Klinik entlassen wurde, verging in all den Jahren kein einziger Tag, an dem ich nicht an diese Krankheit gedacht habe. Ich werde mein Leben lang an sie denken. Doch ich fühle mich dadurch überhaupt nicht belastet. Es ist eher so, als ob man sich an einen Menschen erinnert, den man seit Jahren nicht gesehen hat und mit dem man sowohl schöne als auch schlimme Erinnerungen teilt.

Rückblickend sind einige Situationen für mich überhaupt nicht real. Ich habe zwar die Bilder vor Augen und bin sicher, dass sie passiert sind, doch ich kann mir nicht mehr vorstellen, dass ich diese Dinge wirklich getan habe. Ich kann mir z.B. nicht mehr vorstellen, dass ich mich so furchtbar gefangen gefühlt habe, dass mir alles um mich herum so egal sein konnte. Ich erinnere mich an einen Spruch, den ich an einer Wand in der Klinik las: „Gib deinem Körper etwas Gutes, damit die Seele Lust hat, darin zu leben."

Ich habe angefangen diesen Spruch zu leben. Oft wird mir gesagt: „Wenn man sieht,

mit welcher Liebe du isst und welche Freude du daran hast, dann kann man sich nicht vorstellen, dass du magersüchtig warst." Diese Liebe, dieses Zelebrieren von gutem Essen und allem was damit zu tun hat, habe ich wertschätzen gelernt.
Es ist eine neue Lebensqualität. Und es ist auch eine Offenbarung, die wahrscheinlich kein Außen- stehender versteht: Jeder essgestörte Mensch liebt das Essen in seinem Innersten mehr als alles Andere. Ich habe gelernt, ohne Hintergedanken zu genießen, was ich gerade esse. Und manchmal habe ich sogar das Gefühl zu spüren, wie gut es meiner Seele tut, gerade genau das zu essen, worauf ich Lust habe. Mich diesem Genuss einfach komplett hinzugeben. Noch heute fühle ich manchmal das Bedürfnis, meinem Körper das wieder- zugeben, was ich ihm vor so vielen Jahren verweigerte.

Essen hat für mich eine andere Bedeutung bekommen: Es ist für mich Luxus, Liebe, Leben und Genuss geworden.

Schlussendlich kann ich nur sagen: Ein Leben nach der Magersucht ist schön.

Es ist erstrebenswert, aber nicht immer einfach. Es lohnt sich zu jedem Zeitpunkt, sich für das Leben zu entscheiden, egal wie aussichtslos es gerade erscheint. Es lohnt sich für das zu kämpfen, was das Selbst ausmacht. Es ist in Ordnung, enttäuscht zu werden oder unsicher zu sein. Es ist okay, nicht zu wissen, welchen Weg man als Nächstes einschlägt und ob man es bereuen wird. Das, wofür es sich lohnt zu leben, ist die Liebe und Anwesenheit der Menschen, die uns für genau das wertschätzen, was und wie wir sind. Dass wir jetzt und hier genau das sind, was wir sein möchten. Die kleinen Momente im Leben, in denen wir uns angekommen fühlen.

Wenn ich heute mit meinen Freunden zusammen bin und mit ihnen über meine Geschichte spreche, dann gibt es weder Verachtung noch Missverständnisse, höchstens Neugier. In meinem Leben gibt es heute Menschen, die mich vollkommen akzeptieren, so wie ich bin. Die wissen möchten, weshalb ich der Mensch bin, der ich heute bin und die jederzeit versuchen Verständnis aufzubringen für all das, was ich sage. Ich ermutige sie dazu, anderen davon zu erzählen, wie es mir ergangen ist. Diese Dinge weiterzutragen, damit Symptome einer Essstörung frühzeitig erkannt werden können.

Vor allem aber ist das Leben mit der Magersucht anders. Aber anders ist nicht schlecht. Anders kann gut sein. Das weiß ich heute.

Noch eine Bemerkung zum Schluss:
Als ich davon erzählte, dass ich meine Geschichte aufschreiben und veröffentlichen wolle, fragten mich viele: „Machst du das alles unter deinem Namen oder willst du persönlich damit nicht in Verbindung gebracht werden?" Über diese Frage musste ich mir zu keinem Zeitpunkt Gedanken machen. Das hier ist meine Geschichte und ich stehe mit meinem Namen und meinem Gesicht hundertprozentig hinter ihr. Ich schäme mich nicht dafür, mit dieser Geschichte in Verbindung gebracht zu werden, denn das hier bin ich und ist mein Leben. Und das darf auch jeder wissen. Meine Antwort auf diese Frage lautet dann:

„Ich glaube, wenn ich nicht mit allem, was ich heute bin, zu meiner Geschichte stehen könnte, dann wäre ich nicht vollkommen fertig mit der Magersucht. Und das bin ich definitiv. Dieses Thema darf nicht anonymisiert werden oder eine Phantasiegeschichte sein. Denn zu dieser Geschichte gehört ein Mensch, und das bin ich. “

Schlusswort

Ich bin heute 24 Jahre alt, lebe allein in Köln und absolviere derzeit ein Studium der Psychologie. Vor drei Jahren beendete ich meine Psychotherapie im Kampf gegen die Magersucht. Heute ist mir klar, dass sie immer ein Teil von mir sein wird. Und das ist auch gut so. Ich habe diese Krankheit gebraucht. Ich habe sie gebraucht als ich zu schwach war, Emotionen auszuhalten. Ich habe sie gebraucht, um mich stark und geliebt zu fühlen und Kontrolle über mich zu fühlen. Ich hatte zum ersten und einzigen Mal in meinem Leben die Möglichkeit, eine unbegrenzte freie Zeit zu haben, in der ich mich nur auf mich selbst konzentrieren konnte. In der ich reifen und in der ich endlich herausfinden konnte, wer ich wirklich bin und sein möchte.

Heute bin ich genau deswegen ein grundlegend anderer Mensch. Ich bin wieder selbstbewusst und weiß genau was ich möchte und was nicht. Die Wertvorstellungen, die ich heute vertrete, haben sich um 180 Grad gedreht. Mir sind die Anzahl von Freunden und Instagram-Followern sowie die soziale Anerkennung vollkommen gleichgültig geworden. Ich möchte Menschen verstehen, ich möchte mitfühlender sein, emotionaler, offener und netter. Ich möchte kein Egomensch mehr sein und habe es endlich geschafft mehr Akzeptanz für Menschen zu finden, die eben nicht so sind, wie ich es vor der Krankheit war. Und genau das ist mein größtes Geschenk: Ich verlor die Freunde, die nie richtige Freunde waren, und mein neues Ich schenkte mir Menschen, die mich wirklich lieben. Die mich akzeptieren, völlig egal wie beliebt ich bin, welche Markenjeans ich trage und welche Größe diese hat. Es geht in diesen neu gewonnen Freundschaften um Respekt, um Verständnis, Vertrauen und Halt. Nur allein durch die Magersucht konnte ich erkennen, um was es in meinem Leben gehen soll. Und wenn wir alle ehrlich zueinander sind, müssen wir uns fragen:

Gibt es etwas Lebenserhaltenderes, als bedingungslos geliebt zu werden? Trotz allem habe ich in meiner Klinikzeit und danach grenzenlose Liebe vor allem durch meine Familie erlebt, und das in einer Zeit, in der ich sie nicht verdiente. Dies rührt mich jedes Mal aufs Neue zu Tränen und macht mich unendlich dankbar.

In diesem Buch wurde kein einziges Detail beschönigt. Ich hatte die Absicht, die wahren und schrecklichen Gedanken der Krankheit widerzuspiegeln. Mein Ziel war es, eine vollkommen ehrliche Wahrnehmung und Seite zu zeigen, selbst wenn sie mich in ein negatives Licht stellt. Genau das spielt hier auch gar keine Rolle. Magersucht ist nicht schön und die Magersucht ist auch nicht nett. Sie ist egoistisch, besitzergreifend, strafend und mörderisch. Sie raubt einem das Leben.

Ich bedanke mich hiermit bei jedem Menschen, der mir das Leben gerettet hat. Bei jedem, der mir einen Brief geschrieben hat, bei jedem, der mich besucht hat und bei jedem, der an mich geglaubt hat, als ich selbst nicht mehr an mich glaubte. Ich bedanke mich bei den Menschen, die nicht ertragen konnten, dass ich sie für immer verlassen würde. Das Gefühl, eine Bereicherung, sogar Notwendigkeit für das Leben anderer zu sein, hat mir eine unfassbare Motivation gegeben, mich gegen die Magersucht zu wenden. Heute bin ich mir vollkommen darüber bewusst, dass es richtig und gut ist, in jeder menschlichen Beziehung in Vorlauf zu gehen und Liebe, Verständnis und Vertrauen zu geben, um eine Zweisamkeit reifen zu lassen. Egal, in welcher Hinsicht. Doch ich weiß jetzt auch, dass es genauso richtig und notwendig ist, Menschen gehen und frei zu lassen, wenn es an Erwiderung mangelt. Ich grenze heute klar zwischen den Beziehungen ab, die im Gleichgewicht sind und jenen, die einseitig verlaufen, die verletzen oder das Leben erschweren. Ich versuche mehr Zeit mit Menschen zu verbringen, die mir gut tun, mich nach vorne treiben und mir Erfüllung in meinem Leben schenken. Denn eins ist vollkommen klar: Menschen, die uns das Gefühl geben, dass wir schwer zu lieben sind, haben in unserem Leben nichts verloren.

Ich habe ein Lebensziel vor Augen. Ich möchte Psychotherapeutin werden, um Menschen durch genau die lebensverändernde Phase begleiten zu können, die ich erlebte. Ich möchte Menschen genau die Dinge vermitteln, die ich erfahren konnte. Ich lebe und ich bin mehr als glücklich darüber.

Ich möchte nie wieder in meinem Leben den Gedanken oder Wunsch verspüren, nicht mehr lebendig zu sein. Ich habe mich gefunden und ich möchte anderen Menschen dazu verhelfen, sich selbst genauso zu finden. Ich ziehe somit nicht nur negative Rezensionen aus dieser Krankheit. Das Positive am Ende ist, dass ich sie erlebte und dass ich sie inzwischen verstehen kann. Womöglich ist es meine Lebensaufgabe, meine Erfahrungen weiterzugeben, um anderen zu helfen. Dass ich in meinem kurzen Leben viele Menschen kritisiert, oberflächlich betrachtet und unfair behandelt habe. Doch ich habe durch die Krankheit eine ganz entscheidende Chance bekommen: Ich kann es besser machen.

Magersucht ist eine unglaublich bewegende, unbändige, schreckliche und starke Erkrankung in unserer Gesellschaft. Ich habe es geschafft. Ich gehöre zu einer Minderheit, die diese Krankheit für immer hinter sich lassen wird. Es soll keine Minderheit bleiben und ich werde mein Bestes dafür geben, um aus einer Minderheit eine Mehrheit zu machen. Denn jedes Leben, egal unter welchen Umständen, darf schön sein. Leben muss nicht schwer und einsam sein. Aus Mut wächst Liebe. Wenn wir den Mut haben, zu dem zu stehen, was wir lieben, dann finden wir Glück. Davon bin ich fest überzeugt. Wir denken sehr oft, unser Leben sei schwer, kompliziert und halte uns in engen Grenzen gefangen. Das ist völliger Blödsinn. Wir leben alle nur einmal. Wir sollten versuchen, das Beste und Schönste für uns auf dieser viel zu kurzen Reise zu erleben.

Bis heute versteht in unserer Gesellschaft kaum jemand, dass das Leben dazu da ist, es in vollen Zügen zu genießen.

Dieses Buch entstand in meinem Zuhause in Köln, in meinem Elternhaus in Overath, in Berlin, in Riva del Garda (Italien) und auf Kreta (Griechenland).

Hanna Maria Kopke

Nachwort

In dem vorliegenden Buch berichtet Hanna Kopke über die Geschichte Ihrer Magersucht. Beginnend von dem so perfekt scheinenden Leben davor über den schleichenden Beginn bis zu dem Grauen einer voll ausgeprägten Magersucht mit schwerstem Untergewicht, in der die Erkrankung die vollständige Kontrolle über sie erlangt zu haben scheint. Sie lässt uns teilhaben an ihren düstersten Gedanken, gibt Einblick in die Erlebniswelt mitten in der Krankheit. Dabei ist sie radikal offen, schonungslos und ehrlich. Sie erlaubt uns aber auch einen Einblick in ihren Weg aus der Erkrankung heraus und in ihr Leben nach der akuten Erkrankungsphase. Mit beeindruckender Reflektionsfähigkeit schaut sie auf diese Geschichte zurück, gibt ihr einen Bedeutungszusammenhang und ein Sinngefüge.

Eine Anorexia nervosa ist eine schwere Erkrankung, an der immer noch viel zu viele junge Mädchen - und auch Jungen - erkranken und erschreckend viele sterben Mitten in der akuten Krankheitsphase sind die Betroffenen allen Hilfsangeboten von außen

kaum zugänglich und oft ganz der Magersucht verfallen. Angehörige, Freunde und oft auch BehandlerInnen fühlen sich ohnmächtig und hilflos. Hanna Kopke gelingt es, uns dies an ihrer ganz persönlichen Geschichte zu erklären, aber auch zu zeigen, wie sie letztlich selbst den Weg aus der Magersucht herausgefunden hat und sich ein lebenswertes und erfülltes Leben zurückgewinnen konnte.
Dieses Buch ermöglicht uns ein vertieftes Verständnis davon, wie es ist, an einer Magersucht erkrankt zu sein. Wie Betroffene sich fühlen, was sie denken, was Ihnen helfen kann und was nicht. Es macht außerdem Mut. All denjenigen, die noch tief in der Erkrankung stecken, aber auch allen, die als Angehörige, Freund oder Freundin auf dem Weg zurück ins Leben begleiten. Es berührt und bewegt, regt zum Nachdenken an und lässt verstehen.

Prof. Dr. med. Thomas J. Huber, MBA®
- Chefarzt -
Facharzt für Psychiatrie und Psychotherapie
Ernährungsmedizin/Sozialmedizin
Klinik am Korso gGmbH
Bad Oeynhausen

Hilfsstellen für Menschen mit einer Essstörung

Du leidest an einer Essstörung?
Du fühlst dich unverstanden, hilflos und allein?

Erkläre deiner Essstörung endlich das Ende und finde zurück in ein Leben, für das es sich lohnt zu leben. Versuche dich deiner Familie oder Freunden anzuvertrauen. Wenn du dich nicht bereit dafür fühlst, kontaktiere eine der unten genannten professionellen Stellen, um Hilfe zu bekommen.

Bundeszentrale für gesundheitliche Aufklärung

Tel. 0221 892031

Klinik am Korso (Fachklinik für Essstörungen)
Ostkorso 4, 32545 Bad Oeynhausen
Tel. 05731 1810

ANAD e.V. Versorgungszentrum Essstörungen
Poccistr. 5, 80336 München
Tel. 089 219973-0

Zu meiner Person

Mein Name ist Hanna Maria Kopke. Ich bin am 31.05.1995 geboren und mit meiner Schwester bei meinen Eltern in Overath aufgewachsen.

Nach dem Abitur 2013 begann ich in Köln eine Ausbildung zur Rechtsanwaltsfachangestellten, die ich 2016 erfolgreich beendete. Obwohl ich viel Spaß und Freude an meinem Job hatte, überkam mich immer wieder das Gefühl, meine berufliche Erfüllung noch nicht gefunden zu haben. Ich wollte eine neue Herausforderung annehmen und meine gesammelte Lebenserfahrung in mein Berufsleben miteinbringen. Noch im selben Jahr begann ich Psychologie zu studieren.
Mein Bachelorstudium werde ich voraussichtlich im Sommer 2020 beenden. Danach möchte ich das Masterstudium sowie die Ausbildung zur Psychotherapeutin machen, um anderen Menschen helfen zu können, den Weg aus einer Essstörung zu finden.

Weitere Titel aus dem Bücken & Sulzer Verlag

Overath in Grafiken und Diagrammen.

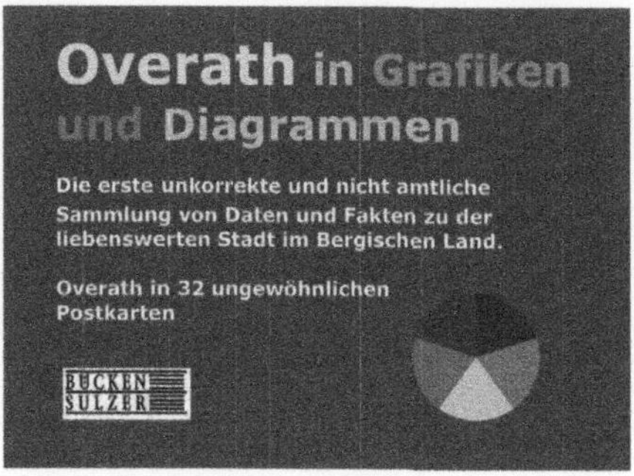

Die erste unkorrekte und nicht amtliche Sammlung von Daten und Fakten zu der liebenswerten Stadt im Bergischen Land. Overath in 32 ungewöhnlichen Postkarten

Was Sie schon immer über Overath wissen wollten, aber sich nie getraut haben zu hinterfragen. Hier ist die schonungslose Antwort.

Overath in 32 ungewöhnlichen Postkarten
8,50 Euro
ISBN 9783947438198

Streifzüge durch das Bergische Erzrevier

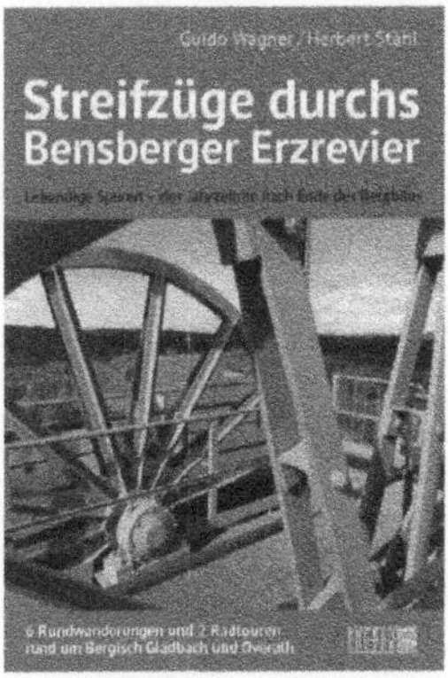

Lebendige Spuren - vier Jahrzehnte nach Ende des Bergbaus

Guido Wagner/ Herbert Stahl

Mit 6 Rundwanderungen & 2 Radtouren rund um Bergisch Gladbach & Overath

ISBN 9783947438136
Erscheinungsdatum 08.2019
1. Auflage, 13,50 EUR
100 Seiten mit über 160 farbigen Abbildungen

Ein Mörderisches Viereck
Jo Bachmann – Das Testament

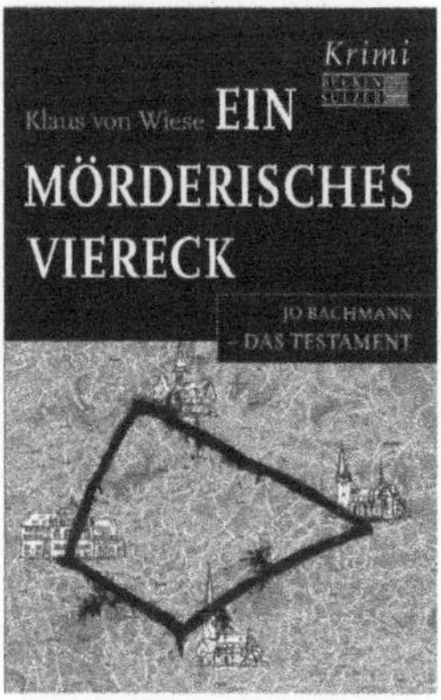

Franz Ferdinand von Linde ist seit einem Autounfall an den Rollstuhl gefesselt. Seine Frau und seine beiden Töchter hatten den Unfall nicht überlebt. Sein Gesundheitszustand veranlasst ihn, vorsorglich ein Testament aufzusetzen. Neben seinem stattlichen Haus, weiteren Immobilien und einem beträchtlichen Vermögen bereitet ihm sein Cello die meisten Sorgen.
Die Geschichte spielt hier bei uns, in einem wahrlich „mörderischen Viereck", aber sie führt auch nach Amerika.

ISBN 9783947438068
Erscheinung 07.2019
212 Seiten
11,80 Euro